Le vertige

# Le vertige

*P. Liard*, Genève

avec la collaboration de *G. Gremion, J.P. Guyot, R. Häusler, J.-P. Michel, J. Rohr-Le Floch, D. Vibert*

Préface de *P. Montandon*

26 figures et 7 tableaux, 1993

KARGER

Basel · Freiburg · Paris · London · New York · New Delhi · Bangkok · Singapore · Tokyo · Sydney

# Les Auteurs

Dr Pierre Liard, 16, rue Maunoir, Genève,
médecin consultant pour l'Otoneurologie, Clinique d'Oto-Rhino-Laryngologie et de Chirurgie cervico-faciale, Hôpital Cantonal Universitaire, Genève

Dr G. Gremion, Division de Médecine Physique et Rééducation, Hôpital Cantonal Universitaire, Genève

Dr J.P. Guyot, médecin-adjoint, Unité d'Otoneurologie, Clinique d'Oto-Rhino-Laryngologie et de Chirurgie cervico-faciale, Hôpital Cantonal Universitaire, Genève

Professeur R. Häusler, médecin-chef de la Clinique d'Oto-Rhino-Laryngologie et de Chirurgie cervico-faciale, Inselspital, Berne

Professeur J.P. Michel, médecin-chef des Institutions Universitaires de Gériatrie, Hôpital de Loëx, Thônex

Dr J. Rohr-Le Floch, médecin-adjoint, Clinique de Neurologie, Hôpital Cantonal Universitaire, Genève

Dr D. Vibert, Unité d'Otoneurologie, Clinique d'Oto-Rhino-Laryngologie et de Chirurgie cervico-faciale, Hôpital Cantonal Universitaire, Genève

Les dessins du texte sont de Matthieu Kolatte, Corsier

Couverture selon dessin original de Marc Montandon


Imprimé en Allemagne sur du papier sans chlore par Offsetdruck Johannes Krause, Umkirch
ISBN 3-8055-5822-8

# Table des matières

## 11 La rééducation des troubles de l'équilibre

# Préface

Le vertige est une plainte fréquente. Il s'agit d'une sensation rotatoire du sujet ou de son environnement, d'un déséquilibre, d'une sensation de chute imminente, d'une impression vague d'inconfort mal descriptible.

Le caractère souvent menaçant du vertige, la perte de contrôle de la position du corps par rapport à l'environnement, l'association de nausées, de vomissements, de céphalées, suggèrent de manière bien compréhensible une atteinte cérébrale plutôt que labyrinthique.

Comme la douleur et la fièvre, le vertige est un signe d'alarme en cas de lésions cérébrales, vasculaires, ainsi que lors d'intoxications médicamenteuses ou alimentaires, mais qu'un vertige puisse provenir de l'oreille interne n'est pas une évidence. Ménière [1], en 1861, fut le premier à établir une relation de cause à effet entre vertige et lésion de l'oreille interne. Se référant aux expériences de Flourens [2] sur les canaux semi-circulaires du pigeon, il émit l'hypothèse que les crises épisodiques de vertiges, qu'il avait souvent observées chez les malades atteints de surdité, devaient provenir de lésions labyrinthiques. Dans son «Mémoire sur les lésions de l'oreille interne donnant lieu à des symptômes de congestion cérébrale apoplexiforme», il décrit les aspects caractéristiques de la maladie qui porte aujourd'hui son nom: «Chez quelques malades plus attentifs à ce qui se passe en eux, il me fut possible, à l'aide de questions-réponses très précises, d'établir que les vertiges, l'état syncopal, la chute subite du corps, les vomissements, avaient été précédés de bruits dans les oreilles, que ces bruits ne reconnaissaient aucune cause appréciable, qu'ils persistaient dans l'intervalle des accès, mais qu'ils coïncidaient souvent avec l'augmentation des étourdissements, et que jamais ces bruits ne prenaient la forme saccadée, artérielle, en un mot, qu'ils n'étaient pas carotidiens. C'était déjà un indice de leur caractère nerveux, ils dépendaient d'un état particulier des nerfs acoustiques et non d'une cause sanguine; le système circulatoire n'y était pour rien. Je me croyais suffisamment autorisé à ne voir en ces phénomènes si graves, si inquiétants, que l'expression symptomatique de la lésion d'un appareil spécial, compatible avec la conservation de la santé générale, et en effet, beaucoup de malades après avoir été en proie à des crises de ce genre, pendant des mois, des années, les avaient vues peu à peu disparaître et ne laisser aucune trace après elles.»

L'origine labyrinthique des vertiges décrits par Ménière s'est par la suite progressivement confirmée:

- Politzer [3], dans son traité des maladies de l'oreille de 1901, mentionne que les crises de vertiges décrites par Ménière peuvent parfois cesser après simple correction d'une dépression endotympanique avec rétraction du tympan suggérant que même une pathologie de l'oreille moyenne peut être ainsi la cause de vertiges.
- Dandy [4] en 1928 confirme l'hypothèse de l'origine périphérique des crises de vertiges décrites par Ménière en pratiquant avec succès les premières «neurectomies vestibulaires».
- Hallpike et Cairns [5] en 1938 apportent finalement la preuve histologique de l'existence de lésions labyrinthiques caractéristiques constatées à l'autopsie de deux malades décédés précisément des suites de neurectomie vestibulaire pratiquée pour enrayer les crises de vertiges associées à une maladie de Ménière.

De même, le vertige paroxystique de position fut identifié par Barany [6] en 1921. Sa corrélation avec une lésion histopathologique consistant en une accumulation de cristaux otolithiques sédimentés sur la cupule du canal semi circulaire postérieur, fut décrite par Schuknecht [7] en 1969. La relation de cause à effet entre le dépot d'otolithe appelé cupulolithiase et le vertige fut par la suite confirmée par Gacek [8] en 1974 qui montra qu'une neurectomie sélective du nerf du canal semi-circulaire postérieur abolit de manière immédiate le vertige paroxystique de position. Très récemment, Semont [9] a montré que l'on pouvait obtenir des rémissions spectaculaires de ce vertige paroxystique en mobilisant de façon assez brusque la tête du malade dans certaines positions, permettant ainsi de libérer les cristaux sédimentés. L'origine labyrinthique de nombreux vertiges fut aussi largement confirmée depuis l'avènement de la microchirurgie otologique par l'observation de vertiges de caractères multiples, compliquant les interventions sur le tympan, les osselets, l'oreille moyenne ou l'oreille interne.

La sémiologie vestibulaire bénéficie aujourd'hui de méthodes d'investigations électrophysiologiques raffinées. L'électronystagmographie permet d'objectiver les mouvements oculaires réflexes déclenchés par stimulation labyrinthique; les potentiels évoqués auditifs dérivés du tronc cérébral permettent de différencier les atteintes du système auditif périphérique des atteintes centrales; l'imagerie radiologique par résonnance magnétique (IRM) facilite le diagnostic des lésions du conduit auditif interne et de l'angle pontocérébelleux.

L'Otoneurologie, la spécialité des vertiges, implique une activité pluridisciplinaire à laquelle collaborent neurologues, neurochirurgiens, ophtalmologues et oto-rhinolaryngologues. Le Dr Liard a réuni un ensemble d'articles qui tentent de faire le point sur un domaine certes ancien, mais dont les progrès récents ont profondément modifié l'abord diagnostique et thérapeutique.

*P. Montandon*
Professeur, médecin-chef
Clinique d'Oto-Rhino-Laryngologie et
de Chirurgie cervico-faciale
Hôpital Cantonal Universitaire, Genève

## Bibliographie

1 Ménière P: Mémoires sur les lésions de l'oreille interne donnant lieu à des symptômes de congestion cérébrale apoplectiforme. Gaz Méd Fr 1861;16:597–601.
2 Flourens P: Expérience sur les canaux semi-circulaires de l'oreille dans les oiseaux. Mém Acad R Sci 1830;9:455–466.
3 Politzer A: Vertigo ab aure laesa und der Ménière'sche Symptomencomplex; dans Lehrbuch der Ohrenheilkunde für praktische Ärzte und Studierende, Stuttgart, 1901, pp 600–605.
4 Dandy W: Ménière disease. Its diagnosis and a method of treatment. Arch Surg 1928; 16: 1127–1152.
5 Hallpike CS, Cairns H: Observations on the pathology of Ménière's syndrome. Proc R Soc Med 1938;31:1317–1336.
6 Barany R: Diagnose von Krankheitserscheinungen im Bereiche des Otolithenapparates. Acta Otolaryngol (Stockh) 1921;2:43–47.
7 Schuknecht HF: Pathology of the Ear. Cambridge, Harvard University Press, 1974.
8 Gacek R: Transection of the posterior ampullary nerve for the relief of benign paroxysmal positional vertigo. Ann Otol Rhinol Laryngol 1974;83:596–605.
9 Toupet M, Semont A: La physiothérapie du vertige paroxystique bénin. Raport du XIXe Symposium d'électronystagmographie de langue française, Genève 1985, vol 1, pp 21–27.

I

# Rappel de physiologie de l'équilibre

*P. Liard, R. Häusler*

A la station debout nous sommes dans une situation d'équilibre précaire et pour maintenir notre stabilité posturale nous avons besoin d'*informations sensorielles*, d'*organes d'intégration et de commande* et de *systèmes effecteurs* (fig. 1). Les principales informations sensorielles sont vestibulaires, visuelles, proprioceptives et tactiles. Après contrôles, elles sont transmises aux structures cérébrales, dont le cervelet, qui en font l'intégration. Le circuit se poursuit par une donnée d'ordres vers les groupes musculaires synergiques antérieurs et postérieurs du cou, du tronc et des membres inférieurs. Ce système n'est pas statique, et des adaptations et des corrections (feed-back) sont sans cesse mises en route.

L'équilibre et l'orientation spatiale dépendent en grande partie des *récepteurs vestibulaires* de l'oreille interne, logés à l'intérieur du labyrinthe osseux de chaque oreille. Ils sont composés, d'une part, des crêtes ampulaires des trois canaux semi-circulaires, sensibles aux *accélérations angulaires* et, d'autre part, des récepteurs otolithiques de l'utricule et du saccule, sensibles aux *accélérations linéaires* dont la pesanteur. Chacun de ces récepteurs est formé de *cellules sensorielles ciliées* qui sont des mécanorécepteurs capables de transformer l'énergie mécanique en influx nerveux en générant des potentiels d'action.

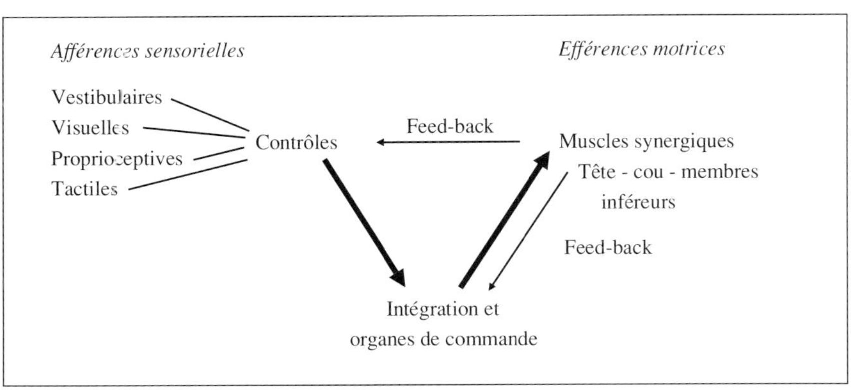


*Fig. 1.* Diagramme du maintien de la posture.

Très classiquement on distingue deux types de cellules sensorielles ciliées vestibulaires. Les cellules ciliées de type I ont une forme d'amphore et sont entourées par une grande fibre nerveuse afférente en forme de calice (fig. 2). Les fibres nerveuses efférentes font synapses au niveau du calice. Les cellules ciliées vestibulaires de type II sont de forme cylindrique et les terminaisons nerveuses

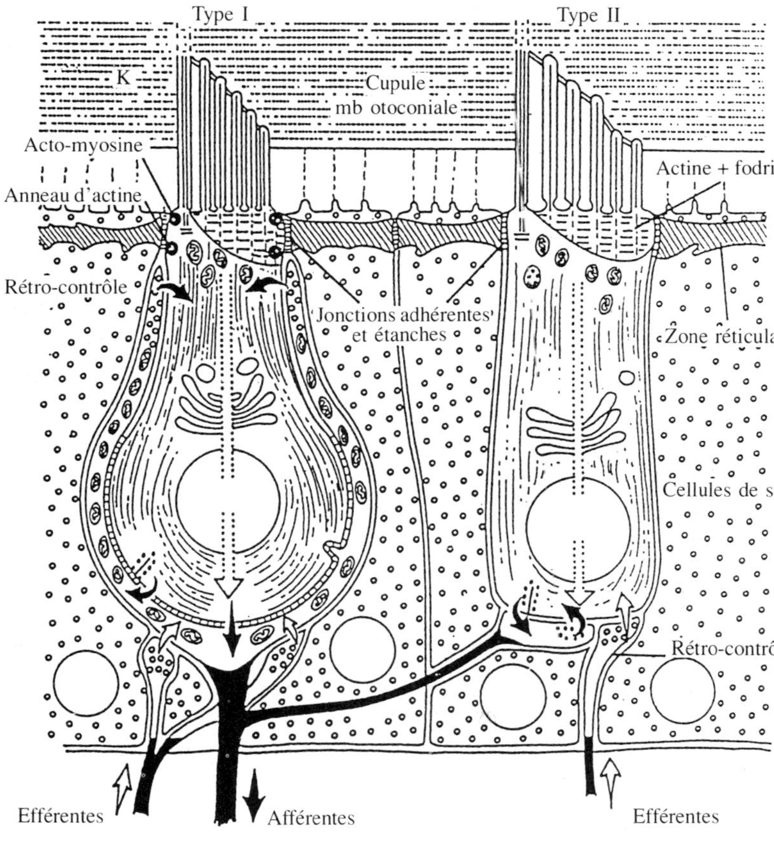


*Fig. 2.* Schéma résumant les hypothèses fonctionnelles concernant le contrôle de la prise de l'information sensorielle par les cellules vestibulaires. A gauche la cellule de type I et à droite la cellule de type II. Les flèches indiquent le sens de l'influx nerveux. Il existe des rétro-contrôles en boucle longue avec les fibres efférentes et en boucle courte à l'apex du calice enserrant la cellule de type I et au niveau de la fibre afférente contactant la cellule de type II. K = Kinocil; mb = membrane. D'après Sans [1], avec autorisation.

afférentes et efférentes contactent directement le corps cellulaire. Le pôle supérieur de chacune des deux cellules ciliées vestibulaires est pratiquement identique et se termine par une plaque cuticulaire supportant des stéréocils et un kinocil qui s'enchâssent dans les membranes cupulaires ou otolithiques. Les mouvements de la tête dans les différents plans de l'espace induisent un déplacement des stéréocils et du kinocil par rapport aux membranes cupulaires ou otolithiques. Lorsque le déplacement des stéréocils se fait dans la direction du kinocil, il se produit une dépolarisation de la membrane cellulaire par apport intracellulaire de potassium provenant de l'endolymphe. Cette dépolarisation provoque une libération de médiateur chimique au niveau de la synapse au pôle cellulaire opposé. Ceci permet la création de potentiels d'action au niveau du calice de la fibre nerveuse afférente. Si le déplacement se fait en direction opposée du kinocil, il s'ensuit une hyperpolarisation, se traduisant par une diminution de l'activité nerveuse électrique.

Les potentiels d'action sont transmis aux noyaux vestibulaires puis distribués à de nombreuses structures du système nerveux central. Le neurone des fibres vestibulaires primaires est situé dans le ganglion de Scarpa. Un rétrocontrôle, dont un des buts serait la modulation de la sensibilité de la cellule vestibulaire périphérique, est exercé par une boucle courte au niveau des cellules ciliées vestibulaires et par une boucle longue au niveau des fibres nerveuses efférentes [2–4].

La fonction du système vestibulaire est donc de transformer des informations cinétiques ou statiques en un signal biologique permettant à l'individu de se rendre compte de la position de sa tête et de son corps dans l'espace.

Schématiquement les principales voies d'acheminement à partir des noyaux vestibulaires sont représentées sur la figure 3 [5]. Il existe plusieurs circuits:

- les *voies vestibulo-spinales* sont importantes pour la posture;
- les *voies vestibulo-cérébelleuses* jouent un rôle dans la coordination des mouvements en général;
- les *voies vestibulo-corticales*, dont certaines font relais dans le thalamus, contribuent à la sensation consciente de position et de mouvement dans l'espace;
- les connections avec les *centres végétatifs bulbo-protubérantiels* sont responsables des symptômes végétatifs (nausées, vomissements) qui accompagnent fréquemment les stimulations vestibulaires.
- les *voies vestibulo-oculaires* cheminent directement par le faisceau longitudinal médian et indirectement par la substance réticulée pontique paramédiane et se terminent au niveau des noyaux oculomoteurs. Cette voie finale est empruntée par différents arcs réflexes dont le but est de maintenir dans toutes les conditions de mouvements du sujet ou de l'environnement une image

visuelle stable. Les mouvements oculaires réflexes ainsi engendrés sont appelés *nystagmus* (chap. 3).

1) Le *réflexe vestibulo-oculomoteur* permet de stabiliser l'axe de fixation visuelle sur la fovéa lors des mouvements de la tête et du corps.
2) Lorsque les mouvements de la tête se font à vitesse constante, ou lorsque des images défilent dans le champ visuel périphérique extrafovéal, c'est le *système optocinétique* qui prend la relève.
3) Les autres arcs visuo-oculomoteurs sont constitués par la *poursuite oculaire* qui permet de maintenir la vision fovéale d'une cible mobile et les *saccades* dont le but est de ramener une image sur la fovéa. Ces deux derniers systèmes ne renseignent pas sur le fonctionnement de l'appareil vestibulaire car leurs voies en sont indépendantes.

Les informations vestibulaires parviennent constamment au système nerveux central, le plus souvent sans que l'on s'en rende compte. C'est seulement lors de l'apparition d'un mauvais fonctionnement de ce système que les informations vestibulaires se manifestent sous forme d'un vertige. Ce terme vient du latin «vertere», qui signifie tourner. Dans la terminologie médicale, le vertige est défini comme une sensation erronée de mouvement, il s'agit d'une illusion de mouvement. Le terme ne s'applique pas seulement aux sensations rotatoires, mais également à toutes sortes de sensations de tangage ou de roulis. Le vertige provoque fréquemment un déséquilibre postural. Pour cette raison, vertige et déséquilibre sont souvent utilisés comme synonymes par le malade. En raison de la stimulation concomitante des voies vestibulo-vagales, le vertige s'accompagne typiquement de symptômes neuro-végétatifs tels que nausées et vomissements.

Il s'est avéré que le vertige est le résultat d'informations contradictoires provenant des divers organes sensoriels impliqués dans l'équilibre. Il peut s'agir du conflit d'informations entre un appareil vestibulaire sain et l'autre, devenu défectueux, comme par exemple au cours du déficit vestibulaire unilatéral brusque. Il peut aussi s'agir d'un conflit entre les informations sensorielles visuelles et vestibulaires, comme par exemple le mal de mer, lorsque l'on se trouve dans la cabine d'un bateau balancé par les vagues. Un exemple typique de conflit sensoriel visuo-proprioceptif est le vertige des hauteurs. Dans ce cas la distance entre les yeux et les pieds ne correspond pas à l'information que donnent les yeux lorsqu'on se trouve au sommet d'une tour par exemple.

L'origine d'un vertige est donc multiple. Le vertige indique au malade un mauvais fonctionnement, soit au niveau des organes sensoriels, soit au niveau cérébral. Il devient ainsi un symptôme d'appel fréquent et se situe dans les premiers rangs des motifs de consultation.

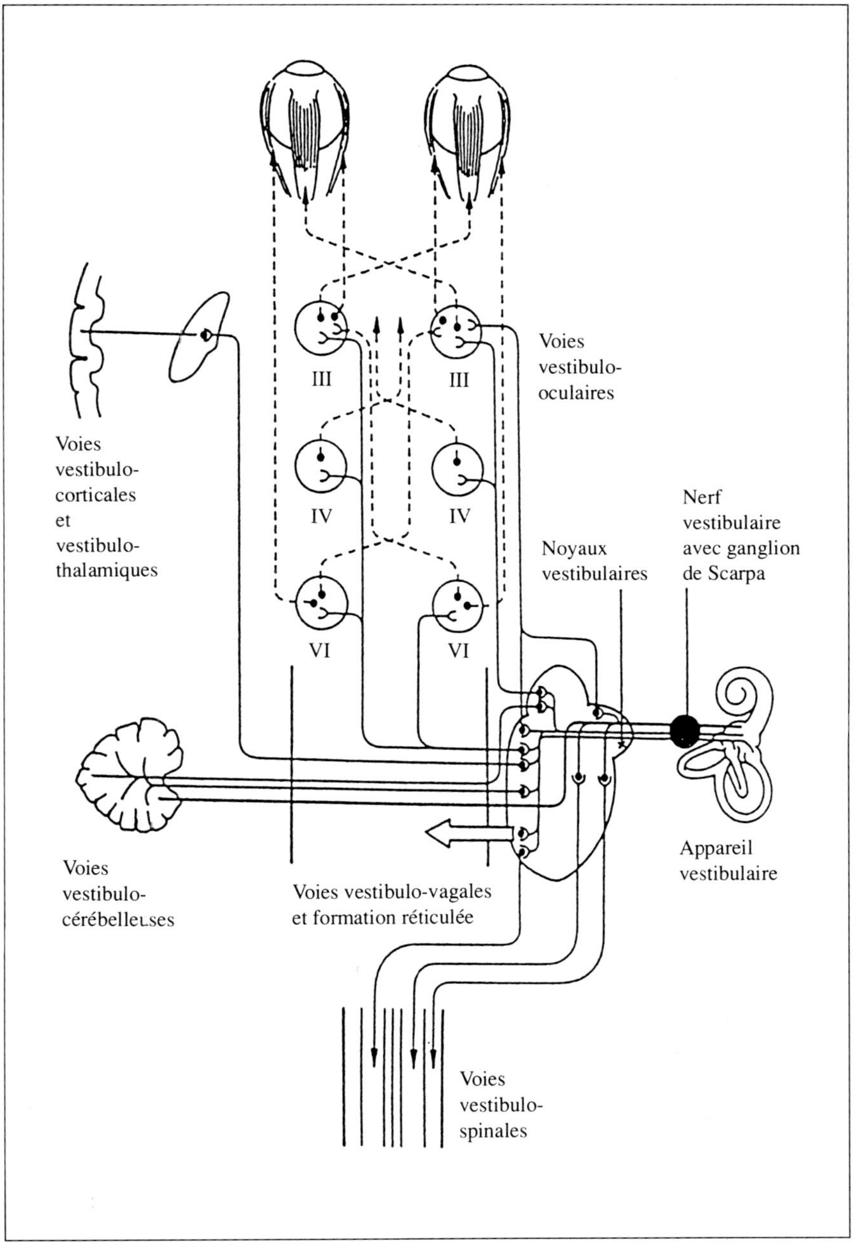


*Fig. 3.* Représentation schématique des principales voies vestibulaires centrales. D'après Häusler [5], avec autorisation.

## Bibliographie


1 Sans A: Les cellules sensorielles vestibulaires. Aspects neuromorphologiques et fonctionnels; dans: Données actuelles sur la physiologie et la pathologie de l'oreille interne. Paris, Arnette, 1990, pp 47–55.

2 Baloh RW, Honrubia V: Clinical Neurophysiology of the Vestibular System. éd 2. Philadelphie, Davis, 1990.

3 Leigh RJ, Zee DS: The Neurology of the Eye Movements. Philadelphie, Davis, 1987.

4 Perrin C, Conraux C, Collard C, Freyss G, Sauvage JP: Neurophysiologie de l'équilibration; dans: L'équilibre en pesanteur et impesanteur. Paris, Arnette, 1987, pp 9–75.

5 Häusler R: Les explorations électrophysiologiques en otoneurologie; dans Beaumanoir AR, Häusler R, Magistris M, Nahory A, Safran AB (éds): Explorations fonctionnelles électrophysiologiques du système nerveux. Genève, Médecine et Hygiène, 1985, pp 327–362.

2

# Diagnostic différentiel des vertiges

*P. Liard, R. Häusler*

La classification des vertiges peut être complexe. On distingue les vertiges physiologiques des vertiges pathologiques.

1) Vertiges physiologiques: mal des transports (cinétoses), vertige des hauteurs;
2) vertiges pathologiques: vertiges d'origine périphérique, vertiges d'origine centrale, troubles ophtalmologiques – troubles posturaux (hypothèses du vertige cervical, orthopédique, polyneuropathie des membres inférieurs ...).

Le diagnostic différentiel des vertiges peut se faire selon les symptômes d'accompagnement (tab. 1) ou selon leur durée (tab. 2).

*Tableau 1.* Diagnostic différentiel des vertiges en fonction des symptômes concomitants [d'après R. Häusler, non publié]

| Vertige | Affection |
|---|---|
| Perte auditive | affection otologique (Ménière, neurinome) |
| Symptômes neurologiques | affection centrale |
| Perte de connaissance (avec convulsions) | épilepsie |
| Voile noir, diplopie, amauroses fugaces, «drop attacks», syncope | insuffisance vertébrobasilaire |
| Hémiparésie, hémianopsie | occlusion carotidienne |
| Céphalées unilatérales | migraines |
| Fatigue | dépression |
| Trémor, sudation, céphalées | intoxication (alcool), hyperthyroïdie |
| Etat fébrile, signes infectieux | infections |
| Fourmillements péribuccaux et des doigts | hyperventilation |

*Tableau 2.* Diagnostic différentiel des vertiges selon la durée [d'après Häusler, réf. 5 dans le chap. 1]

| Durée | Type de vertige | Diagnostics |
|---|---|---|
| Quelques secondes | valsalva<br>décubitus dorsal | fistule, Ménière,<br>VPPB (cupulolithiase) |
| Quelques secondes à quelques minutes | vertige mal systématisé (+ troubles neurologiques)<br>vertige de position (hypotension, chute, PC, troubles neurologiques) | vertige central, hydrocéphalie, Arnold-Chiari, SEP, tumeur du tronc, encéphalite, insuffisance vertébrobasilaire |
| Quelques minutes à quelques heures | vertige en crise (+ hyposcousie, acouphène) | Ménière, hydrops endolymphatique retardé, lues |
| Quelques heures à quelques jours | vertiges et céphalées | migraine basilaire |
| Quelques jours | grand vertige rotatoire + nystagmus spontané, aréflexie vestibulaire unilatérale | déficit vestibulaire brusque = névrite vestibulaire |
| | + surdité de perception | labyrinthite |
| | sans aréflexie vestibulaire | accidents circulatoires tronc cérétral |
| Etat de déséquilibre chronique | déviation systématique | tumeur de l'angle pontocérébelleux |
| | + surdité de perception | schwannome vestibulaire |
| | à l'obscurité | délabyrinthisation (ototoxicité) |
| | sans déviation systématique | syndrome cérébelleux, tumeur cérébrale, SEP |
| Vertiges mal systématisés de durée variable | nystagmus pluridirectionnels, vertige de position, troubles des voies oculomotrices | intoxication: post-narcose, OH, minocycline, solvants, hydantoïnes; psychotropes; benzodiazépines, lithium; anorexiques; cardiotoniques: digoxine, propranolol, etc. |
| | examen vestibulaire normal | hyperventilation, vertiges psychogènes, parasitoses intestinales |
| | + nausées, vomissements | grossesse |
| | + fièvre | états infectieux |

3

# Investigations du patient vertigineux

*D. Vibert*

*Le vertige* correspond à une sensation erronée de déplacement de l'environnement ou du corps, c'est une illusion de mouvement [1]. Le vertige est un symptôme, il est typiquement l'expression d'un dysfonctionnement des récepteurs vestibulaires périphériques (labyrinthe postérieur) mais il peut également être le signe d'appel d'atteintes neurologiques, cardio-vasculaires, infectieuses ou toxiques.

L'investigation du patient vertigineux se compose: de l'anamnèse, étape essentielle de l'investigation; elle doit être la plus détaillée possible afin de permettre d'orienter le *bilan otoneurologique clinique* et les *examens complémentaires*. Ces derniers sont effectués par l'otoneurologue, spécialiste ORL. Ils se composent d'un audiogramme tonal, d'une impédancemétrie avec tympanogramme et mesure du réflexe stapédien, des potentiels évoqués auditifs précoces (PEAP) et d'un électronystagmogramme (ENG).

## Anamnèse

Plusieurs paramètres sont importants dans l'anamnèse d'un patient vertigineux. Ils vont permettre de préciser le mieux possible ce que le patient nomme «vertige» et d'en définir ses caractéristiques: le type, sa durée, les facteurs déclenchants, les symptômes associés.

- *Le type de vertige:* l'examinateur s'attachera à déterminer s'il s'agit, par exemple, d'une sensation de vertige rotatoire (impression d'être sur un carrousel ou dans un tourbillon), d'une sensation de tangage (comparaison avec la station debout sur un bateau) ou d'une sensation de démarche ébrieuse (sentiment de titubation).
- *La durée du vertige:* un vertige bref dure de quelques secondes à quelques minutes; un vertige de longue durée se manifeste pendant plusieurs heures voire plusieurs jours.
- *Les facteurs déclenchants:* il faut préciser les circonstances d'apparition du vertige, par exemple aux changements de position, aux mouvements de la

tête (rotations, antéflexion ou hyperextension); le côté du mouvement déclenchant, la notion d'apparition brutale ou progressive avec ou sans facteur postural.

- *Les symptômes associés:* ils sont autant d'éléments importants à connaître. On recherchera particulièrement l'existence concomitante de *signes neurovégétatifs* (nausées, vomissements, sueurs froides, pâleurs, tachycardie, tachypnée), de *signes auditifs* tels que surdité (uni- ou bilatérale, constante ou fluctuante), acouphènes (intermittents, concomitants ou non aux vertiges, continus, pulsatiles, localisés dans les fréquences aiguës ou dans les fréquences graves), de *céphalées* précédant ou accompagnant les épisodes de vertiges. Sur le plan général, il est important de connaître l'existence d'une maladie systémique telle que l'hypertension artérielle, le diabète, la tendance à l'hypotension orthostatique, l'existence de troubles du rythme. La consommation de médicaments sera systématiquement recherchée, qu'elle soit actuelle ou ancienne (antibiotiques ototoxiques, antimalariques, anti-inflammatoires, etc.).
- La notion de maladie infectieuse doit également être soigneusement recherchée, qu'elle soit virale ou bactérienne, récente ou ancienne (otite moyenne aiguë, méningite, labyrinthite, syphilis, oreillons, état grippal, etc.).
- *Les antécédents otologiques* seront également consignés, qu'il s'agisse d'une otosclérose, d'une otite chronique active ou inactive, d'un cholestéatome, ou du traitement chirurgical de ces différentes affections (stapédectomie, tympanoplastie, évidement pétro-mastoïdien).

## Le bilan otoneurologique clinique

Il comporte un *examen otologique*, un *examen neurologique* (l'examen des nerfs crâniens; des épreuves statocinétiques: Romberg, Unterberger, épreuves des bras tendus; et des épreuves cérebelleuses: épreuve index-nez et diadococinésie); et un *examen vestibulaire clinique* qui sera complété par les examens instrumentaux (audiogramme tonal, impédancemétrie, PEAP et ENG). Ces examens spécifiques sont prescrits et effectués par l'otoneurologue.

*L'examen otologique*

Cet examen consiste en une otoscopie et une acoumétrie. *L'otoscopie* se pratique avec un otoscope ou mieux, sous microscope binoculaire. Elle permet d'examiner le conduit auditif externe, la membrane tympanique et de rechercher les signes cliniques, par exemple, d'une otite externe, d'une otite moyenne aiguë, d'une otite chronique, qu'elle soit active ou inactive (perforation tympanique associée ou non à une surinfection avec un écoulement purulent).

*L'acoumétrie.* Les épreuves de Weber et de Rinné, pratiquées avec un diapason de 512 Hz, permettent de différencier une hypoacousie de transmission d'une hypoacousie de perception. Elles sont complétées par le test vocal des chiffres articulés sur le mode de la voix chuchotée, de la voix parlée ou de la voix forte. Cette dernière épreuve évalue cliniquement le seuil de l'audition. Sa validité dépend de la compliance du patient et de sa bonne exécution! C'est un test subjectif mais de grande valeur clinique.

*L'examen vestibulaire clinique*

Il comprend la recherche d'un nystagmus spontané, d'un nystagmus de position statique ou cinétique; l'étude du réflexe vestibulo-oculomoteur et de la suppression visuelle du nystagmus per-rotatoire; un examen calorique bithermique; l'étude des voies visuo-oculomotrices par les tests de la poursuite oculaire, des saccades et de l'optocinétique.

*Définition du nystagmus* [2–6]

Sous nystagmus, on comprend des mouvements saccadés, rythmés et involontaires des globes oculaires. Le mouvement est lent dans une direction, suivi d'un retour rapide dans le sens opposé. La direction du nystagmus est définie par la direction de la phase rapide (Déjerine). Ce type de nystagmus est parfois appelé *nystagmus à ressort* par opposition aux *nystagmus pendulaires*, dont les vitesses de la phase lente et de la phase rapide sont égales.

Plusieurs paramètres sont à analyser: la direction du nystagmus, son aspect (horizontal, vertical, rotatoire, oblique), son intensité, son degré (défini selon les lois d'Alexander), sa fréquence (nombre de secousses rapides par unité de temps, exprimé en hertz), sa durée (épuisable ou permanent), son rythme (régulier ou irrégulier).

*Le nystagmus spontané.* L'intensité du nystagmus spontané horizontal est classifiée selon les lois d'Alexander: degré I: il correspond au nystagmus révélé par l'excentration du regard du côté de la phase rapide du nystagmus (par exemple, nystagmus horizontal droit dans le regard à droite); degré II: il correspond au nystagmus spontané, présent dans le regard médian et dans le regard excentré du côté de la phase rapide; degré III: il correspond au nystagmus spontané battant dans le regard excentré du côté opposé à la phase rapide et dans les 2 autres directions du regard (degré I + degré II) (fig. 4).

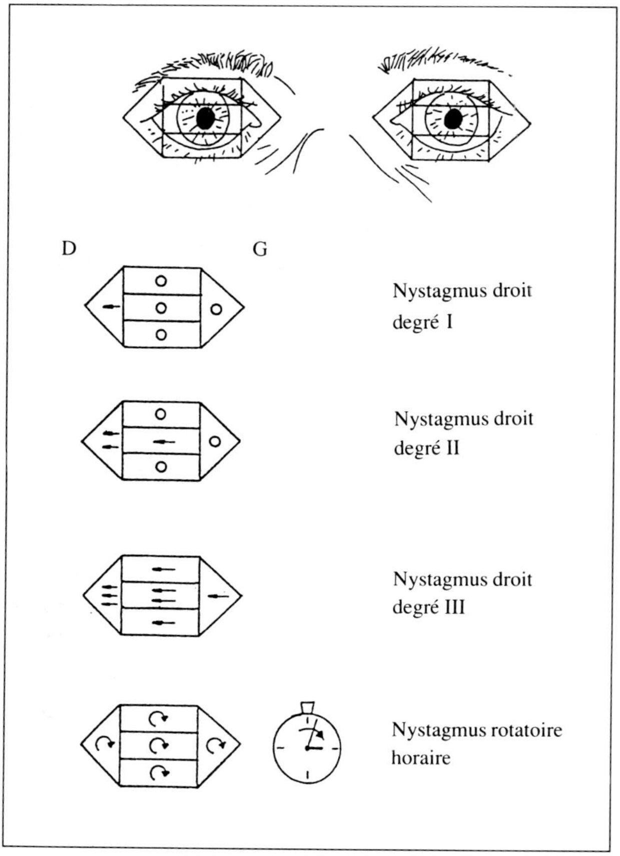


*Fig. 4.* Les champs oculaires de Frenzel. Description schématique des degrés du nystagmus spontané selon les lois d'Alexander.

La présence d'un nystagmus spontané horizontal peut être l'expression d'un déficit vestibulaire périphérique unilatéral, ou le signe d'atteintes centrales diverses. Dans les lésions vestibulaires périphériques, il est en général horizontal ou horizonto-rotatoire et bat du côté de l'oreille saine. Dans les atteintes centrales, il peut être pluridirectionnel: par exemple, dans le cas d'une atteinte haute du tronc cérébral, il peut battre verticalement vers le haut; un nystagmus vertical vers le bas peut se rencontrer dans les atteintes basses du tronc cérébral ainsi que dans les anomalies de la charnière atlanto-occipitale. Un nystagmus spontané présent à la lumière est toujours pathologique.

Autres exemples de nystagmus spontanés présents à la lumière:

*Le nystagmus congénital* apparaît à la naissance ou dans la première année de vie. Il est plus fréquent chez l'individu de sexe masculin. Il peut avoir l'aspect d'un nystagmus à ressort ou celui d'un nystagmus pendulaire. Lors de l'élévation ou de l'abaissement des yeux, l'intensité du nystagmus diminue sans modification de sa direction. S'il était horizontal, il le reste dans cette nouvelle position. Son rythme est le plus souvent irrégulier. L'occlusion palpébrale entraîne, dans la plupart des cas, un blocage du nystagmus congénital.

Le *nystagmus latent* est une variante du nystagmus congénital à ressort. Il n'existe pas en fixation binoculaire et apparaît sur l'œil fixateur lorsque l'autre œil est caché.

*Remarque:* le nystagmus latent n'est pas synonyme de nystagmus révélé (dans ce dernier cas, il s'agit d'un nystagmus spontané n'apparaissant que lors des épreuves instrumentales ou après l'épreuve du «head shaking test»).

*Le signe de la fistule.* L'existence d'une fistule de l'oreille interne (par exemple, dans le cas d'une otite chronique avec cholestéatome) se manifeste par un nystagmus horizontal battant du côté de l'oreille lésée lors du changement de la pression d'air dans le conduit auditif externe au moyen de la poire de Politzer.

La mise en évidence d'un nystagmus horizontal, battant généralement du côté de l'oreille testée, signe une fistule de l'oreille interne (par exemple, dans le cas d'une otite chronique avec cholestéatome).

*Les nystagmus de position.* Ce sont des nystagmus à ressort (composés d'une phase lente et d'une phase rapide). Ils sont présents dans le regard médian mais uniquement déclenchés par des manœuvres spécifiques. On distingue les nystagmus de position statiques et les nystagmus de position cinétiques. Ils peuvent apparaître avec ou sans latence, c'est-à-dire immédiatement au moment de la manœuvre ou avec un délai de plusieurs secondes. Ils peuvent être épuisables, d'une durée de quelques secondes, ou permanents, persistant tant que la position adoptée est maintenue.

La recherche du nystagmus de position statique se pratique par les *manœuvres de Rose* (fig. 5), sous lunettes de Frenzel: le patient est placé en position déclive sur le lit d'examen, la tête est inclinée en hyperextension, tout d'abord en position médiane puis en rotation d'environ 30° à gauche et à droite.

Caractéristiques du nystagmus de position statique: il peut être inépuisable ou épuisable, unidirectionnel ou variable, géotrope ou agéotrope. Le nystagmus géotrope est un nystagmus horizontal dont la phase rapide bat en direction du sol, il est agéotrope s'il bat dans la direction contraire (fig. 5).

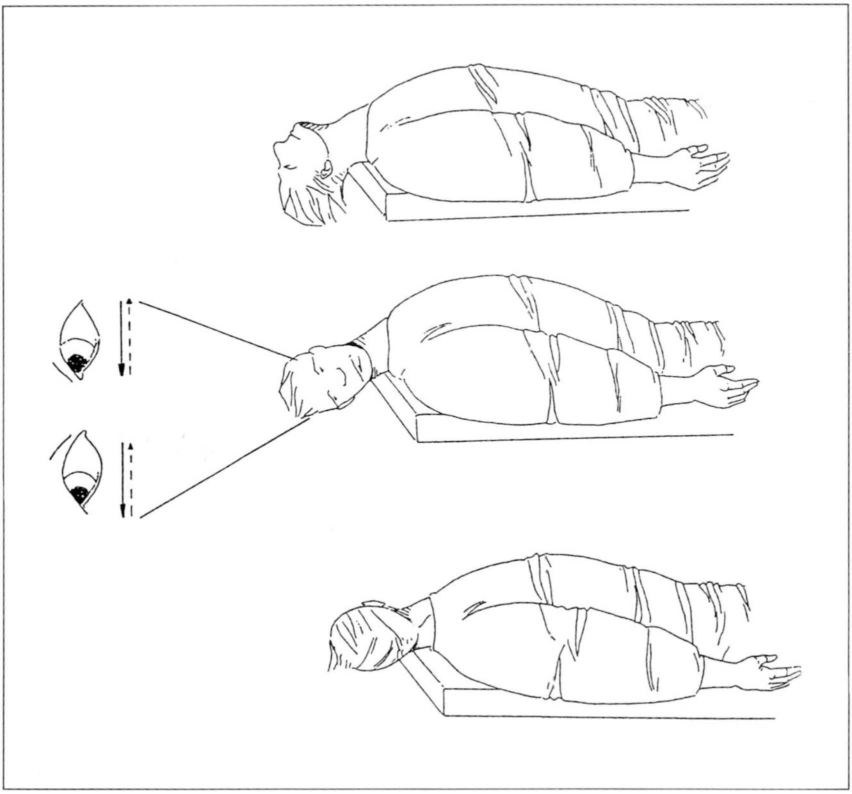

*Fig. 5.* La manœuvre de Rose. Un nystagmus géotrope est un nystagmus horizontal dont la phase rapide bat en direction du sol. Si elle bat dans la direction contraire, le nystagmus est agéotrope.

La présence aux manœuvres de Rose d'un nystagmus géotrope est d'origine périphérique dans deux tiers des cas (déficit utriculaire, nystagmus spontané révélé, cupulolithiase); dans un tiers, il traduit une atteinte centrale. Le nystagmus agéotrope est l'expression d'une atteinte centrale (intoxication médicamenteuse ou autre substance, tumeur du tronc cérébral) dans deux tiers des cas et d'origine périphérique dans un tiers.

La recherche du nystagmus de position cinétique se pratique par la *manœuvre de Hallpike* (fig. 6a) sous lunettes de Frenzel. Le patient est maintenu en position assise, tête en rotation de 30° à droite puis l'examinateur le couche en décubitus dorsal en maintenant la tête en rotation. La même manœuvre est

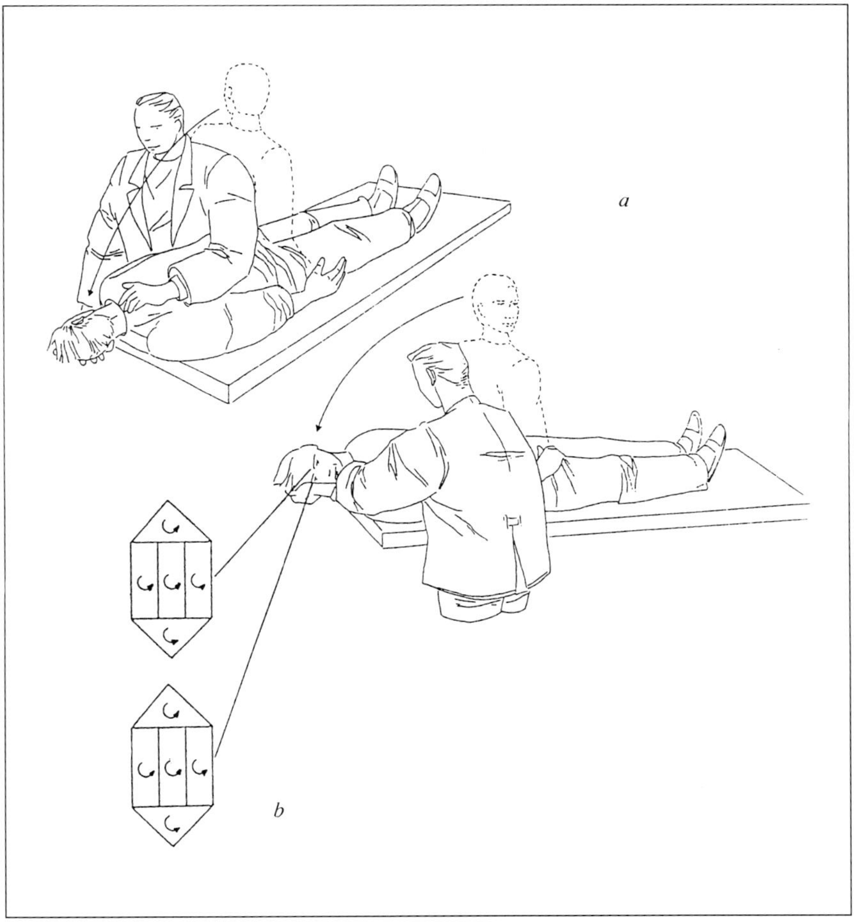


*Fig. 6.* *a* La manœuvre de Hallpike. *b* En cas de cupulolithiase du canal semi-circulaire postérieur, la manœuvre de Hallpike permet de voir, après une latence de quelques secondes, un nystagmus rotatoire épuisable, dont la composante horizontale bat vers le sol.

effectuée tête en rotation gauche. Elle teste le canal semi-circulaire postérieur du côté de la rotation de la tête et son antagoniste coplanaire, le canal supérieur controlatéral. Si la manœuvre est positive, il apparaît, après une latence d'environ 15 s, un nystagmus rotatoire épuisable dont la composante horizontale bat vers le sol (fig. 6b). Il est typiquement présent dans la cupulolithiase du canal semi-circulaire postérieur.

*Le nystagmus per-rotatoire (examen rotatoire pendulaire).* C'est une épreuve de dépistage du nystagmus d'origine vestibulaire (réflexe vestibulo-oculomoteur). Le patient est assis sur une chaise pouvant pivoter sur son axe. Les mouvements de rotation de la chaise provoquent un nystagmus dont la phase rapide bat dans le sens de la rotation, donc alternativement d'un côté puis de l'autre. Cette épreuve teste les deux vestibules simultanément.

*Remarque:* il est aboli en cas d'aréflexie vestibulaire bilatérale (par exemple: délabyrinthisation ototoxique, chirurgicale, idiopathique).

*Le test de suppression visuelle (du nystagmus per-rotatoire).* L'épreuve est pratiquée de façon identique à celle de la recherche du nystagmus per-rotatoire mais, cette fois-ci, sans lunettes de Frenzel, en demandant au patient de fixer son regard sur son index tendu à une distance d'environ 50 cm de ses yeux. Normalement, la fixation oculaire doit supprimer le nystagmus vestibulaire per-rotatoire. Sa persistance indique une perte de contrôle cérebelleux de la fonction vestibulaire.

*Le nystagmus optocinétique.* Il correspond à une réponse visuo-oculomotrice réflexe au déplacement de l'environnement par rapport au sujet en position stationnaire (par exemple, le voyageur assis dans le train qui regarde défiler le paysage à travers la fenêtre). Cliniquement, il est évalué en faisant défiler devant le regard du patient un ruban contrasté (alternance de raies sombres et de raies claires) avec, comme consigne de maintenir le regard en position médiane. Le nystagmus optocinétique met en jeu des voies corticales, sous-corticales, cérébelleuses et du tronc cérébral.

*La poursuite oculaire.* Elle évalue le système de poursuite lente, l'un des mouvements conjugués qui permet de suivre une cible se déplaçant dans l'espace, et de maintenir son image nette sur la fovéa. Cliniquement, l'examinateur demande au sujet, assis tête droite et immobile, de suivre le déplacement d'un stylo par exemple, dans un mouvement de va-et-vient horizontal et vertical. Le mouvement doit être harmonieux dans les deux directions.

*Les saccades.* Le système saccadique est l'ensemble des mouvements oculaires de grande vitesse dont le rôle est de fixer une cible visuelle sur la fovéa. L'examinateur demande au sujet assis tête immobile de regarder alternativement un objet situé dans les deux champs visuels latéraux (par exemple, les deux index de l'examinateur). Normalement, les mouvements de réorientation sont harmonieux.

*L'examen calorique.* Cet examen teste séparément chaque vestibule, plus particulièrement chaque canal semi-circulaire latéral (ou horizontal). Le sujet est installé en position déclive avec les lunettes de Frenzel, la tête et le tronc à 30° par rapport à l'horizontale. En présence d'une membrane tympanique normale, on pratique l'épreuve calorique bithermique qui consiste à instiller, dans le conduit auditif externe, de l'eau à 44 puis à 30°C, pendant quelques secondes.

L'instillation d'eau chaude provoque un nystagmus du côté irrigué, et l'eau froide un nystagmus vers le côté non testé. En présence d'une perforation tympanique, il est formellement contre-indiqué d'instiller de l'eau dans le conduit auditif; on pratique donc l'examen calorique au fréon (gaz inerte) dont l'instillation dans le conduit auditif équivaut à une stimulation d'eau froide à environ 20°C.

La réflexivité vestibulaire est évaluée selon plusieurs critères: la durée de la réponse, la fréquence du nystagmus et son amplitude. Cliniquement, sous lunettes de Frenzel, on ne considère que le facteur durée.

On parle d'hyporéflexivité calorique lorsque la durée de la réponse n'excède pas d'un côté 50% de la durée du côté controlatéral. Ceci correspond à une atteinte vestibulaire périphérique, par exemple, une neuronite vestibulaire.

### **Les épreuves instrumentales otoneurologiques** [7, 8]

Le bilan instrumental comporte: l'audiométrie tonale, l'impédancemétrie (tympanogramme et étude du réflexe stapédien), les PEAP et l'ENG.

*L'audiométrie tonale*

Cet examen, pratiqué dans une cabine insonorisée, permet de rechercher les seuils minima de l'audition en conduction aérienne (examen pratiqué au moyen d'écouteurs) et en conduction osseuse (examen pratiqué au moyen de vibreurs). Il requiert la parfaite collaboration du patient.

*L'impédancemétrie*

Elle se compose de la tympanométrie et de l'étude des seuils du réflexe stapédien.

*La tympanométrie* teste, en fonction de la modification de la pression d'air dans le conduit auditif externe, la mobilité de la membrane tympanique, de la chaîne ossiculaire et le fonctionnement de la trompe d'Eustache. Cet examen n'est pas réalisable en présence d'une perforation de la membrane tympanique.

*L'étude du réflexe stapédien* teste l'oreille interne et la boucle réflexe acoustico-faciale par l'intermédiaire des structures de l'oreille moyenne. La composante mécanique du réflexe est assurée par le système tympano-ossiculaire, qui augmente la rigidité de la chaîne ossiculaire (donc l'impédance) grâce à la contraction du muscle stapédien. Cette contraction musculaire est contrôlée par l'arc réflexe acoustico-facial, composante neuro-sensorielle du réflexe stapédien. Il se compose des voies afférentes du nerf et des noyaux cochléaires et des voies efférentes, le noyau du VII et une partie du nerf facial (nerf stapédien). Il existe un réflexe stapédien ipsilatéral et controlatéral en raison de l'existence de voies croisées au niveau du tronc cérébral.

Le réflexe stapédien est souvent perturbé ou aboli dans les atteintes rétrocochléaires telles que le neurinome du VIII, par exemple, ainsi que dans les paralysies faciales.Il est également aboli en cas de fixation de la platine de l'étrier (otosclérose).

*Les potentiels évoqués auditifs précoces*

Ils permettent de tester l'activité électrique du nerf auditif et des voies auditives centrales du tronc cérébral.

Ils sont composés de 5 à 7 ondes apparaissant dans les dix premières millisecondes après le stimulus sonore; leurs latences absolues et intermédiaires sont stables, de l'ordre du dixième et du centième de milliseconde.

L'onde I naît au niveau du nerf auditif. Les ondes II à III traduisent l'activité des relais de la partie basse du tronc cérébral (protubérance), les ondes IV à V correspondent aux voies et centres auditifs de la partie haute du tronc cérébral (mésencéphale).

Ils sont présents et enregistrables pendant le sommeil, au cours d'une narcose. Ils disparaissent dans les stades de coma profond.

*L'électronystagmographie*

L'ENG correspond à l'enregistrement graphique des mouvements oculaires nystagmiques. Ils sont enregistrés au moyen d'électrodes périorbitaires qui captent les différences de potentiels cornéo-rétiniens de chaque œil.

L'ENG est effectué dans l'obscurité totale et permet de détecter plus finement la présence de mouvements nystagmiques non visibles sous lunettes de Frenzel. Les différentes épreuves décrites dans «l'examen vestibulaire clinique» sont enregistrées graphiquement et permettent ainsi de tester les voies vestibulaires périphériques, les voies vestibulo-oculomotrices et les voies visuo-oculomotrices centrales.

Les tracés sont analysés en fonction de la fréquence du nystagmus, de son amplitude, de la vitesse de la phase lente, etc.

L'ENG constitue le moyen d'investigation électrophysiologique indispensable à toute étude vestibulométrique.

## Bibliographie


1 Toupet, M, Codognola S (éds): Dictionnaire du vertige. Paris, Laboratoires Janssen, 1988.

2 Larmande P, Larmande A (éds): Neuro-ophtalmologie. Paris, Masson, 1989.

3 Rancurel G, Sterkers O, Vitte E: Les vertiges. Paris, Editions médicales Specia, 1986.

4 Barber HO, Sharpe JA: Vestibular Disorders. Chicago, Year Book Medical Publishers, 1988.

5 Baloh RW, Honrubia V: Clinical Neurophysiology of the Vestibular System, éd 2. Philadelphie, Davis, 1990.

6 Leight RJ, Zee DS: The Vestibular Optokinetic System; dans: The Neurology of Eye Movements. Philadelphie, Davis, 1991, chap 2.

7 Häusler R: Les explorations électrophysiologiques en otoneurologie; dans Beaumanoir AR, Häusler R, Magistris M, Nahory A., Safran A.B (éds): Explorations fonctionnelles électrophysiologiques du système nerveux. Genève, Médecine et Hygiène, 1985, pp 327–362.

8 Portmann M, Portmann C: Précis d'audiométrie clinique, éd 6. Paris, Masson, 1988.

4

# Vertiges d'origine périphérique

*P. Liard, J.P. Guyot, D. Vibert*

## Le vertige positionnel paroxystique bénin [1–5]

*D. Vibert*

Le vertige positionnel paroxystique bénin (VPPB), ou cupulolithiase, représente environ 20–30% des vertiges rencontrés au cours des consultations otoneurologiques ambulatoires.

*L'anamnèse* révèle un vertige rotatoire bref, d'apparition brusque, déclenché par des changements de position de la tête ou du corps, par exemple lors du passage du décubitus dorsal au décubitus latéral gauche ou droit. Classiquement, le vertige survient après une brève latence de quelques secondes (1 à 15–30 s); il dure de quelques secondes à moins de 1 min. Il est fatigable: le mouvement déclenchant n'entraîne pas systématiquement la symptomatologie vertigineuse. Ainsi, le patient mentionne fréquemment l'apparition du VPPB le matin au lever, puis au cours de la soirée après une période de repos de quelques heures (au moment d'aller se coucher, après une séance de télévision, par exemple). Durant la journée, il peut rester tout à fait asymptomatique. Parfois, le VPPB est associé à des nausées, rarement à des vomissements.

Le VPPB est mis en évidence *cliniquement* par la manœuvre de Dix et Hallpike (chap. 3): le sujet est assis sur le lit d'examen, la tête tournée d'environ 30°, l'examinateur maintient la tête dans cette position et couche le patient brusquement sur le lit d'examen. La manœuvre est pratiquée tête tournée à droite et à gauche. Elle déclenche un *nystagmus rotatoire horaire* épuisable en quelques secondes, tête tournée à gauche (VPPB gauche) ou un *nystagmus antihoraire,* tête tournée à droite (VPPB droit, fig. 6).

*L'hypothèse étiologique* du VPPB est basée sur la présence, à l'examen histologique, de dépôts sédimentés sur la cupule du canal semi-circulaire postérieur du côté du VPPB [3]. Ces dépôts pourraient correspondre à des débris d'otolithes détachés de la macule de l'utricule (fig. 7). De nombreuses causes sont évoquées comme facteurs étiologiques possibles: les états infectieux, les traumatismes crâniens (avec ou sans fracture temporale), la névrite vestibulaire. Toutefois, dans la majorité des cas, la cause reste idiopathique et pourrait être liée à

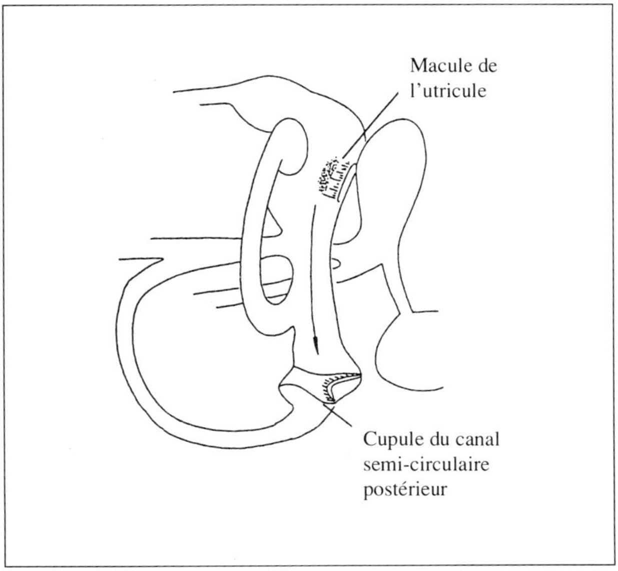


*Fig. 7.* Hypothèse étiologique du VPPB: cheminement des débris d'otolithes détachés de la macule de l'utricule et qui sédimentent sur la cupule du canal semi-circulaire postérieur.

l'âge: les patients sont souvent âgés de 50 ans et plus. D'autres causes telles qu'une infection de l'oreille moyenne (otite moyenne, mastoïdite), un déficit cochléo-vestibulaire d'origine vasculaire, une chirurgie otologique (stapédectomie) sont également possibles.

Dans la majorité des cas, l'*évolution* est favorable et la guérison intervient spontanément après quelques semaines. Toutefois, dans une étude clinique réalisée en 1985, Toupet et Semont ont décrit la guérison du VPPB dans 80% des cas, après une manœuvre physiothérapeutique unique [4, 5]. Cette manœuvre, pratiquée par le thérapeute, consiste à coucher latéralement le patient du côté qui déclenche le vertige puis à le faire pivoter latéralement sur le côté opposé (fig. 8). Le but est de déloger les débris otolithiques de la cupule de canal semi-circulaire postérieur. Elle peut être répétée en cas d'insuccès.

Brandt et Daroff [1], sur le concept de la fatigabilité du VPPB, ont mis au point un autre traitement: il consiste à faire exécuter par le patient, plusieurs fois par jour, une série de mouvements pendulaires avec arrêt de 30 s dans chaque position extrême (décubitus latéral du côté du VPPB, position assise et décubitus latéral controlatéral). Le traitement est stoppé lorsque le sujet est parfaitement asymptomatique deux jours consécutifs (fig. 9).

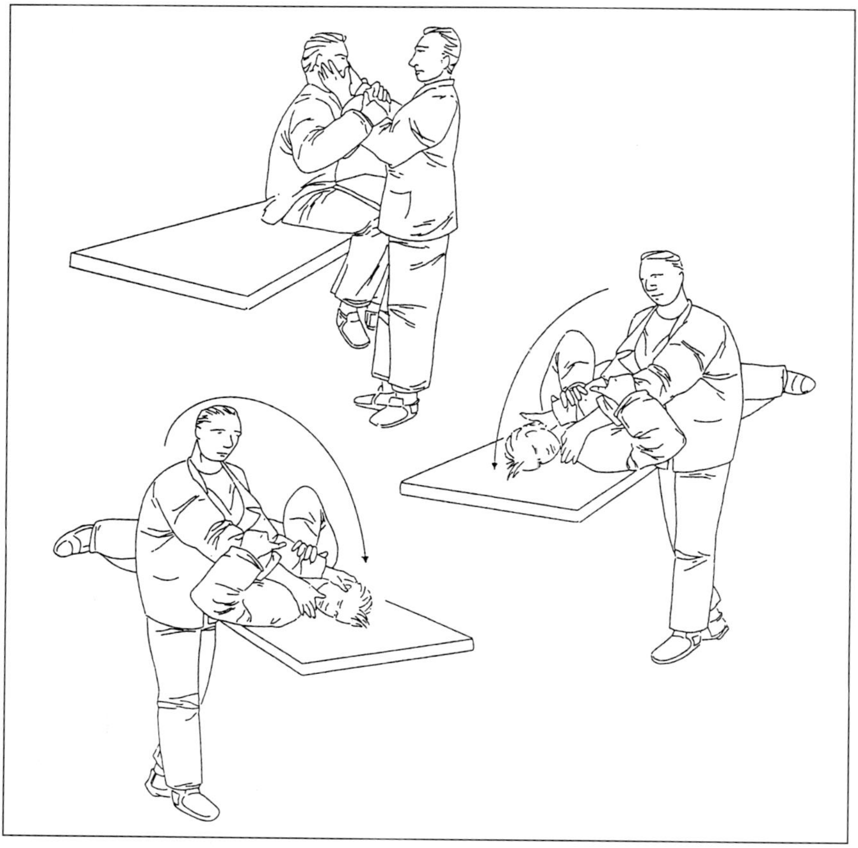

*Fig. 8.* La manœuvre de Semont (pour une cupulolithiase à droite).

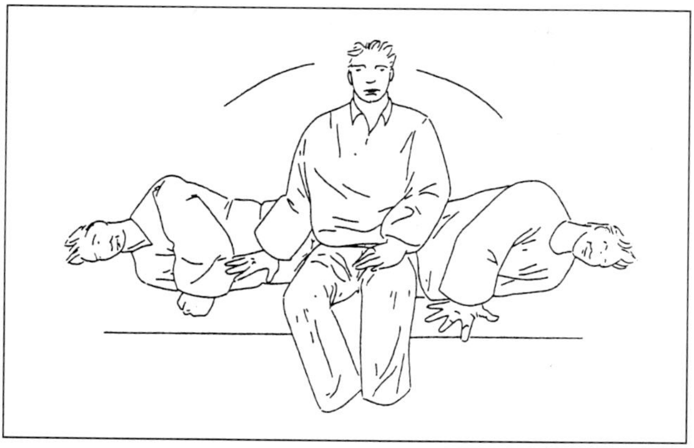

*Fig. 9.* La manœuvre de Brandt et Daroff.

Cependant, dans une petite minorité de cas, le VPPB peut persister indéfiniment malgré les manœuvres thérapeutiques décrites ci-dessus et il est possible de recourir à un traitement chirurgical. Il consiste en une neurectomie du nerf ampullaire postérieur [2].

## **Le déficit utriculaire brusque** [6, 7]

*D. Vibert*

Le déficit utriculaire brusque isolé est un concept clinique décrit par Coquoz et Häusler [6].

*L'anamnèse* révèle un vertige rotatoire violent, d'apparition brusque, déclenché lors du passage de la position assise à la position couchée. Il persiste aussi longtemps que cette position est maintenue. Les symptômes durent plusieurs jours, le patient ne parvenant plus à se coucher, ce qui, dans la plupart des cas, l'oblige à dormir assis [7].

*Sur le plan clinique*, le passage de la position assise à la position couchée déclenche, dès le début de la manœuvre, un vertige avec nystagmus horizontal inépuisable. En décubitus dorsal, tête tournée à droite ou à gauche, le nystagmus bat dans le même sens ou peut s'inverser. Il disparaît dès le retour à la position assise. Il n'est pas fatigable à la répétition de la manœuvre. Ce type particulier de vertige positionnel pourrait être la conséquence d'un déficit partiel ou total de *l'utricule* (organe otolithique sensible aux accélérations linéaires et à la gravité).

*L'évolution* de ce type de vertige positionnel est spontanément bonne avec disparition, après quelques jours, des symptômes, peut-être grâce à un phénomène de compensation centrale. Dans certains cas, un VPPB apparaît après quelques jours et pourrait correspondre à la sédimentation d'otolithes utriculaires sur la cupule du canal semi-circulaire postérieur dans le contexte d'une dégénérescence utriculaire partielle par exemple. Le traitement est alors celui de la cupulolithiase (manœuvre de Semont).

## **Le déficit vestibulaire unilatéral brusque** [8–11]

*P. Liard*

Comme son nom l'indique, le déficit vestibulaire unilatéral brusque, appelé aussi névrite ou neuronite vestibulaire, est une affection caractérisée par la perte subite, unilatérale, de la fonction vestibulaire. Ce déficit provoque un syndrome vertigineux aigu, accompagné de troubles neurovégétatifs importants.

Le tableau typique consiste en un grand vertige rotatoire unique, sévère, de quelques jours, ne s'accompagnant d'aucun déficit auditif ni d'autre déficit neurologique, apparaissant le plus souvent chez l'adulte jeune, entre 30 et 50 ans [8].

*L'examen* vestibulaire montre un nystagmus spontané horizontal ou horizonto-rotatoire, battant du côté de l'oreille saine et une diminution ou une absence de la réponse nystagmique à la stimulation calorique de l'oreille malade. La rotation pendulaire, effectuée sur une chaise pivotante, montre aussi une diminution de la réponse nystagmique du côté atteint. Les épreuves d'équilibration telles que la marche aveugle sur place, la marche en étoile ou les épreuves des index tendus mettent en évidence une déviation harmonieuse du côté de l'oreille malade.

Plus rarement, le déficit vestibulaire s'installe d'emblée sur un mode chronique, sans épisode de vertige rotatoire aigu. Le patient se plaint alors d'un déséquilibre ou d'un état d'ébriété. Les épreuves caloriques et rotatoires pendulaires montrent, comme précédemment, une hypo- ou une aréflexie vestibulaire.

*L'étiologie* du déficit vestibulaire brusque reste encore inconnue. Cette affection apparaît souvent au décours d'un état infectieux aigu, par exemple un état grippal avec rhinopharyngite ou après une gastro-entérite. Les troubles cardio-circulatoires, notamment l'hypertension artérielle décompensée, sont également de possibles facteurs de risque [10].

*L'évolution* est le plus souvent favorable avec disparition des symptômes en quelques jours à quelques mois, soit par compensation centrale, soit par récupération de la fonction périphérique. Dans quelques cas, les patients continuent à se plaindre de déséquilibre et d'instabilité, particulièrement dans l'obscurité. C'est chez ces patients que l'on retrouve le plus souvent des facteurs de risque cardio-circulatoires importants. Il est possible que les troubles de la microcirculation représentent un facteur défavorable au processus de compensation centrale ou de récupération de la fonction périphérique [9].

Au décours d'un déficit vestibulaire brusque, 30–40% des patients présentent une cupulolithiase. Tout comme dans la cupulolithiase isolée, la manœuvre de Semont est souvent curative.

*Le traitement* est symptomatique et consiste en l'administration d'antiémétiques et d'anti-vertigineux de type thiéthylpérazine par exemple (Torecan®). Une mobilisation aussi précoce que possible est indispensable. Les médicaments vestibuloplégiques tels que cinnarizine (Stugeron®) ou betahistine (Betaserc®) seront donnés pendant une période aussi courte que possible.

## **«Epidemic vertigo»** [12, 13]

*P. Liard*

Il s'agit d'un syndrome rare [12, 13] se manifestant par une crise de vertige soudaine au cours d'un état infectieux banal. Tout comme dans le déficit vestibulaire brusque, la fonction auditive est préservée. Un nystagmus spontané déficitaire est souvent présent et disparaît en quelques jours. L'«epidemic vertigo» se distingue du déficit vestibulaire brusque par la conservation d'une réponse symétrique à l'examen calorique. Ce syndrome peut parfois s'accompagner de signes neurologiques transitoires d'atteinte du tronc cérébral. La résolution des symptômes est en général complète en quelques semaines.

*L'étiologie* est inconnue bien que probablement virale. Ce vertige est épidémique et se développe souvent dans des communautés.

*Le traitement*, en l'absence d'atteinte neurologique, est identique à celui recommandé dans les cas de déficit vestibulaire brusque.

## **La maladie de Ménière** [14–18]

*P. Liard, J.P. Guyot*

Décrite par Prosper Ménière en 1861, elle associe dans sa forme classique un déficit auditif unilatéral, fluctuant, prédominant dans les fréquences graves, des vertiges en crises de quelques minutes à quelques heures et des acouphènes, parfois accompagnés d'un sentiment de pression dans l'oreille. Cette triade de symptômes n'est pas toujours complète. Au début, la maladie peut se manifester par des crises brèves et itératives de vertiges ou par des acouphènes intermittents, voire par une simple fluctuation de l'audition, sans vertige. Cependant, dans la grande majorité des cas, la triade caractéristique de la maladie se complète en quelques années.

Les épisodes de vertige apparaissent sans facteur déclenchant et sont souvent précédés par l'accentuation de l'acouphène. Les crises durent de quelques minutes à quelques heures, rarement au-delà de 6 h, et s'accompagnent de signes neurovégétatifs importants, sans signe neurologique, en particulier sans trouble de la conscience. Le déficit auditif prédomine dans les fréquences graves, ce qui est souvent bien décrit par le malade.

*L'examen vestibulaire*, réalisé au début de la crise, montre parfois un nystagmus horizontal irritatif, battant du côté de l'oreille malade. Par contre, en fin de crise, le nystagmus est déficitaire, battant du côté sain. Entre les crises, l'examen vestibulaire est le plus souvent normal; il y a parfois diminution de la réponse à la stimulation calorique.

*L'examen audiologique* montre l'existence d'une surdité neuro-sensorielle, touchant les fréquences graves au début, puis toutes les fréquences à un stade plus tardif de la maladie. Les seuils du réflexe stapédien sont conservés et les potentiels évoqués auditifs montrent des ondes bien synchronisées et des latences normales confirmant qu'il s'agit d'une atteinte endocochléaire.

*L'étiologie* est hypothétique. L'examen histopathologique (post-mortem!) met en évidence une dilatation des espaces endolymphatiques aux dépens de l'espace périlymphatique («hydrops endolymphatique»). Une image histologique semblable est reproductible chez l'animal par oblitération du canal endolymphatique; cependant, l'animal ne développe jamais les signes cliniques de la maladie! Il semble donc que l'hydrops résulte d'un trouble de la résorption de l'endolymphe au niveau du sac endolymphatique.

La maladie de Ménière est souvent idiopathique. Parfois, elle pourrait être secondaire à une cause locale telle qu'une otosclérose, une névrite vestibulaire, une surdité brusque, ou une fracture du rocher. Chez d'autres patients, elle pourrait être secondaire à une cause systémique comme les oreillons, une méningo-encéphalite virale ou bactérienne, ou encore une neurosyphilis [15]. On parle alors d'hydrops endolymphatique retardé [18]. Enfin, elle pourrait être l'expression d'une affection auto-immune, comme le suggèrent les dépôts de complément mis en évidence sur des prélèvements d'oreille interne faits au cours d'interventions chirurgicales [14].

*L'évolution* est en général marquée par une dégradation progressive de l'audition pouvant aboutir à une surdité totale. Les épisodes de vertige surviennent de façon itérative, imprévisible, avec parfois des intervalles libres de très longue durée; dans quelques cas, ils peuvent même disparaître spontanément. Certains malades présentent des «drop attacks»: il s'agit de perte brusque du tonus des extenseurs. Le malade s'effondre sans perte de connaissance et sans présenter un quelconque déficit neurologique. Dans 5–10% des cas, la maladie devient bilatérale.

*Le traitement* ne peut viser qu'à espacer et atténuer les épisodes de vertige. A ce jour, il n'existe aucun traitement pour prévenir la dégradation de l'audition.

Au début, lorsque les crises sont peu fréquentes et que le patient les sent venir, la prise de dimenhydrinate (Trawell chewing gum®) ou d'un antiémétique et anti-vertigineux de type thiéthylpérazine (Torecan®) en suppositoire est souvent efficace. Les antagonistes de l'histamine comme la bêtahistine (Betaserc®) ou certains antagonistes du calcium comme la flunarizine (Sibelium®) pourraient espacer les crises de vertige lorsque ces médicaments sont pris à long terme.

Cependant, lorsque le malade présente plusieurs crises invalidantes par semaine ou par mois, les médicaments sont insuffisants. On peut alors envisager un traitement chirurgical.

Parmi les traitements chirurgicaux, certains visent à drainer le labyrinthe membraneux. Ces interventions peuvent se faire soit par labyrinthotomie (ponction de l'espace endolymphatique par la fenêtre ovale ou la fenêtre ronde), soit par drainage du sac endolymphatique au niveau de l'apophyse mastoïde. Le succès de ces interventions varie de 50 à 80% mais elles sont grevées d'un risque de perte totale de la fonction auditive du côté opéré dans 10 à 20% des cas. D'autres interventions visent à supprimer la fonction vestibulaire. La labyrinthectomie est l'opération la plus radicale. Les structures vestibulaires sont détruites à travers la fenêtre ovale. Cette intervention implique la perte complète et définitive de l'audition du côté opéré. On la réserve donc aux cas dont la perte auditive est déjà très importante. La neurectomie vestibulaire consiste en une section intracrânienne du nerf vestibulaire dans l'angle pontocérebelleux par abord de la fosse postérieure. Il s'agit d'une intervention majeure mais qui permet, en général, de conserver momentanément l'audition. Les malades sont soulagés de leurs vertiges mais l'hydrops continuant d'évoluer, l'audition diminue au fil des années.

Récemment, il a été observé que la mise en place d'un aérateur tympanique peut être un moyen efficace de supprimer ou de réduire la fréquence et l'intensité des vertiges dans la majorité des cas résistants aux traitements médicamenteux [16]. L'efficacité de ce traitement est probablement liée à une suppression des fluctuations naturelles de la pression endocavitaire de l'oreille moyenne se répercutant en continuité sur l'oreille interne dont les membranes sont distendues. Cette intervention ne fait courir aucun risque pour l'audition.

## **Les labyrinthites** [19, 20]

*P. Liard*

Les labyrinthites sont des atteintes inflammatoires ou infectieuses de l'oreille interne se manifestant par un vertige semblable à celui du déficit vestibulaire unilatéral brusque et par un déficit auditif.

*L'examen vestibulaire* montre un nystagmus battant du côté de l'oreille saine, et une hypo- ou aréflexie unilatérale de l'oreille malade à l'examen calorique. L'audiogramme tonal met en évidence un déficit auditif pouvant toucher toutes les fréquences.

*Une étiologie* virale est probablement le plus souvent à l'origine de cette affection. Elle peut également être causée par des pathologies loco-régionales telles que des otites moyennes aiguës ou chroniques cholestéatomateuses. Dans ces derniers cas, un signe de la fistule est parfois retrouvé. Il semblerait que la fréquence des labyrinthites auto-immunes, évoluant dans le cadre d'affections systémiques, soit sous-estimée [20].

*L'évolution* est identique à celle du déficit vestibulaire unilatéral brusque avec une régression des vertiges en quelques jours. Le déficit auditif régresse également dans la plupart des cas, mais pas toujours complètement.

*Le traitement* est en général symptomatique. En cas d'otite moyenne aiguë ou de cholestéatome à l'origine de l'affection, un traitement chirurgical éliminant le facteur causal doit être envisagé.

## **Les processus expansifs de l'angle pontocérébelleux** [21–23]

*P. Liard, J.P. Guyot*

Les processus de l'angle pontocérébelleux représentent environ 10% de toutes les tumeurs cérébrales. Les plus fréquentes sont, dans l'ordre, le schwannome du VIII, le méningiome, les métastases et le cholestéatome primaire de l'apex pétreux.

*Schwannome du VIII («neurinome de l'acoustique»)*

Il représente 80% des tumeurs de l'angle pontocérébelleux et 8% de toutes les tumeurs intracrâniennes. Il se développe aux dépens de la gaine de Schwann du nerf vestibulaire. La tumeur est en général unique sauf dans la neurofibromatose de type II où l'atteinte est souvent bilatérale.

Les premiers symptômes sont, dans 95% des cas, auditifs. Il s'agit d'un déficit auditif unilatéral d'installation progressive. Au début, ces symptômes peuvent être très discrets et ne se manifester que par un acouphène ou un vague trouble de discrimination. A l'opposé, dans 10% des cas, la première manifestation peut être une surdité brusque, qui parfois peut même récupérer [23]. Les signes vestibulaires sont très variables. Souvent il n'existe qu'une instabilité ou une sensation d'ébriété, plus marquée à l'obscurité. Il est exceptionnel que le neurinome se manifeste en premier lieu par un grand vertige.

*L'examen otoneurologique* montre une surdité de perception à l'audiogramme, une fatigabilité ou une abolition des seuils du réflexe stapédien, un allongement des latences intermédiaires I–V des PEAP. Sur le plan vestibulaire, bien que les plaintes de déséquilibre soient discrètes, il y a dans près de 60% des cas une importante hyporéflexie calorique. Plus tard, peuvent apparaître des signes d'atteinte du V avec une hyporéflexie cornéenne, une hypoesthésie ou des dysesthésies de la face. Une atteinte du nerf facial avec paralysie de type périphérique est beaucoup plus tardive. Enfin, surviennent des signes vestibulaires centraux (nystagmus vertical, anomalie de la fixation oculaire, dysmétries oculomotrices), des signes cérébelleux, pyramidaux, une hypertension intracrânienne.

Il est important de diagnostiquer la tumeur aussi précocement que possible. Les examens électro-physiologiques de l'audition (PEAP) sont les plus fiables pour la détection des petites tumeurs [21]. En cas d'anomalie des PEAP, l'IRM est actuellement l'examen radiologique de choix (fig. 10).

Certaines tumeurs ont une croissance très lente. Par conséquent, les petites tumeurs n'occasionnant que peu de symptômes ne nécessitent pas forcément un traitement chirurgical d'emblée et leur croissance peut être évaluée par les anomalies des PEAP et par IRM.

Diverses voies d'approche chirurgicale sont possibles, le but étant de réséquer complètement la tumeur, de préserver la fonction du nerf facial et, dans certains cas, l'audition. La voie translabyrinthique est celle ayant le plus faible taux de morbidité et de mortalité. Elle implique la destruction de l'oreille interne, donc une surdité du côté opéré. L'approche du conduit auditif interne par la fosse moyenne permet de préserver l'audition dans les tumeurs purement intracanalaires. Une voie rétro-sigmoïdienne est nécessaire si l'on veut tenter de sauver l'audition pour des tumeurs débordant du conduit auditif interne dans l'angle pontocérébelleux.

*Méningiome*

Le méningiome de l'angle pontocérébelleux est environ 10 fois plus rare que le neurinome. Comme il se développe en dehors du conduit auditif interne, il est souvent plus volumineux avant de se manifester cliniquement. Les signes otoneurologiques sont les mêmes que ceux observés dans le schwannome du VIII. Seuls des critères radiologiques permettent de différencier les deux tumeurs (fig. 11).

*Métastases*

L'envahissement métastatique tumoral de l'os temporal et du conduit auditif interne est rare. L'évolution est souvent rapide avec des signes de déficit cochléo-vestibulaire et des atteintes neurologiques multiples comme une paralysie faciale, des signes de compression des structures de la fosse cérébrale postérieure. Par ordre décroissant, il s'agit de métastases de tumeurs du sein, de tumeurs rénales, pulmonaires, prostatiques ou digestives.

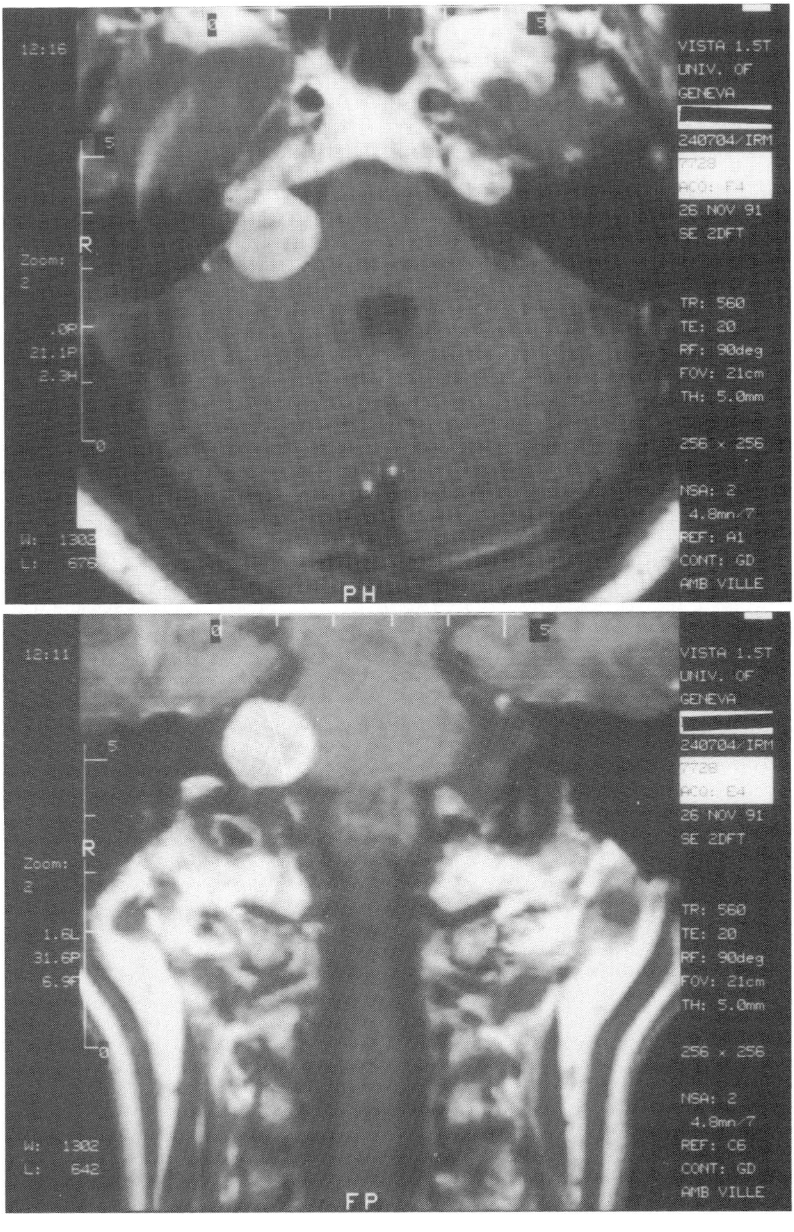


*a*

*b*

*Fig. 10.* Neurinome de l'acoustique à droite. Imagerie par résonnance magnétique. *a* Coupe axiale. *b* Coupe frontale. Surdité progressive, acouphène et discrets troubles de l'équilibre évoluant depuis deux ans.

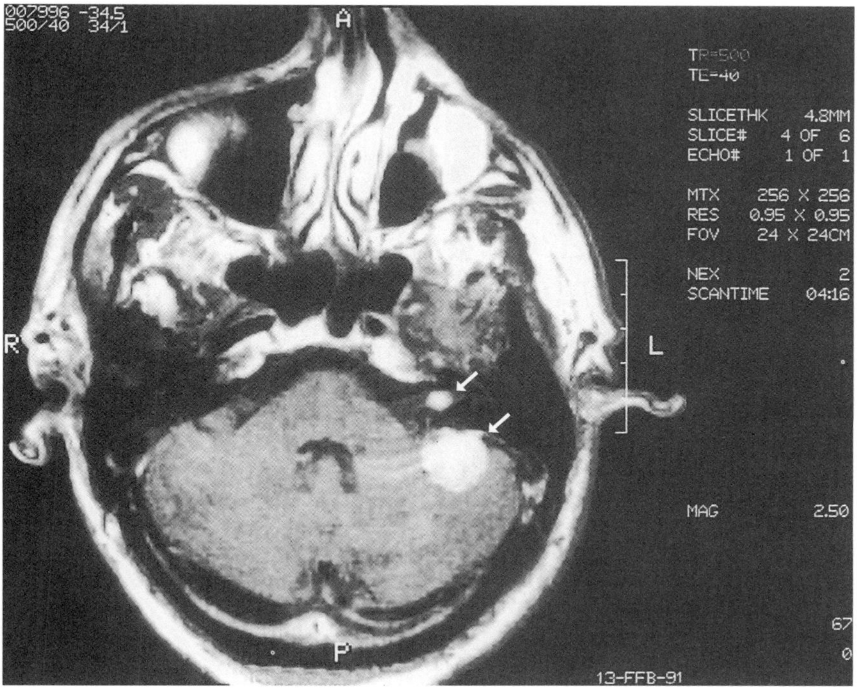


*Fig. 11.* Petit neurinome de la portion intracanalaire de l'acoustique à gauche et méningiome de la fosse postérieure, rattaché au versant postérieur de la pyramide pétreuse à gauche. Imagerie par résonnance magnétique en coupe axiale. Surdité progressive et acouphène, céphalées chroniques, absence de trouble de l'équilibre.

*Processus expansifs de la pointe du rocher*

Il s'agit de processus généralement bénins tels que des cholestéatomes primaires (fig. 12), des granulomes à cholestérol, des chondromes, des anévrismes de la carotide interne, etc. De croissance très lente, ces lésions peuvent se manifester par une atteinte du VIII ou du VII. Lorsqu'ils débordent au niveau de l'angle pontocérébelleux, ils peuvent donner des signes de compression du tronc cérébral et du cervelet.

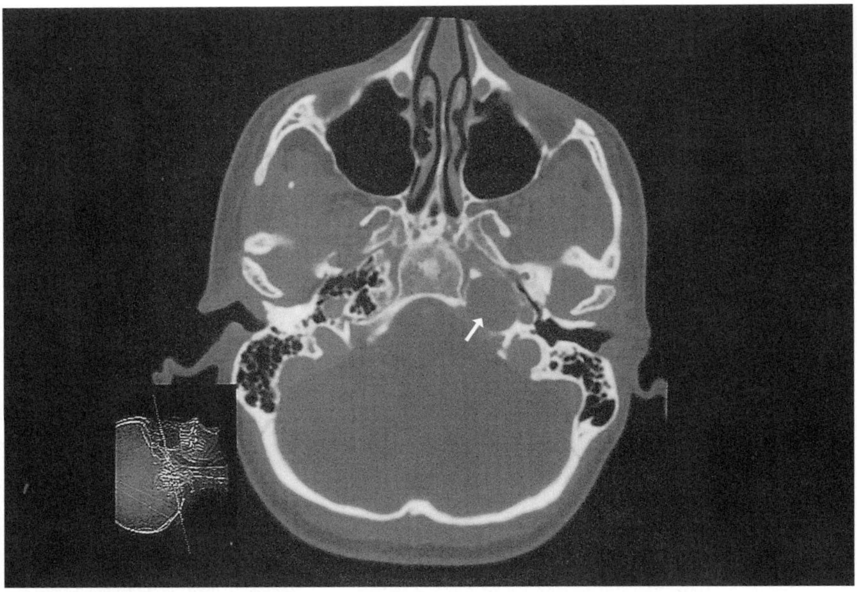

*Fig. 12.* Choléstéatome primaire de la pointe du rocher à gauche. Tomodensitométrie en coupe axiale. Céphalées. Absence de déficit neuroloqique.

## **Les vertiges posttraumatiques** [24]

*P. Liard*

Après un traumatisme crânien ou cervical tel qu'un «coup du lapin», il n'est pas rare que les gens se plaignent de vertige. Dans d'autres cas, après des traumatismes même de peu d'importance, certains patients ont des plaintes multiples avec des vertiges, des céphalées, des troubles visuels, des troubles de la concentration et de la mémoire. On a tendance à les banaliser, considérant qu'il s'agit d'un syndrome postcommotionnel subjectif. Toutefois, lorsque ces plaintes persistent, il faut envisager un examen otoneurologique à la recherche d'une lésion vestibulaire. Il existe en effet des atteintes vestibulaires spécifiques résultant d'un traumatisme.

*Le VPPB* (cupulolithiase) est une cause de vertige fréquemment rencontrée après des traumatismes souvent mineurs. La guérison s'obtient dans la majorité des cas par une manœuvre de Semont.

*La contusion labyrinthique* associe des symptômes vestibulaires et cochléaires. Les vertiges ont tendance à régresser spontanément. Le déficit auditif ne récupère pas toujours et laisse souvent des séquelles, en particulier dans les fréquences aiguës.

*Les fractures du rocher* résultent de traumatismes importants avec des impacts dans les régions temporo-pariétales ou frontales. Qu'elles soient longitudinales ou transverses, elles se manifestent par un hématotympan ou une otorragie. Parfois, une lacération de la paroi postéro-supérieure du conduit auditif externe est visible.

*Les fractures longitudinales* représentent 80 à 90% des fractures du rocher. Elles entraînent une hypoacousie de transmission qui régresse avec la disparition de l'hématotympan. Parfois, existent des désarticulations de la chaîne ossiculaire voire des luxations de l'étrier avec fistule périlymphatique. Dans le premier cas, une ossiculoplastie peut être envisagée, sans urgence. Dans le second cas, il y a une hypoacousie de perception rapidement progressive; une exploration chirurgicale de l'oreille pour colmater la brèche doit être entreprise aussi vite que possible. Une paralysie faciale est rare. Elle peut apparaître dans les jours qui suivent la fracture, résultant d'un œdème des gaines du nerf.

*Dans les fractures transverses*, le trait de fracture passe au travers du labyrinthe osseux causant un déficit cochléo-vestibulaire irréversible, avec une cophose et des vertiges rotatoires. Une paralysie faciale immédiate est observée dans plus de 50% des cas. L'os enchondral de la capsule otique ne formant pas de cal, le trait de fracture reste toujours ouvert, mettant en contact l'oreille moyenne avec les espaces méningés. Par conséquent, des méningites otogènes, en particulier à *Streptoccocus pneumoniae* ou *Haemophilus influenzae*, sont à craindre dans les suites.

### **Les plaies pénétrantes de l'oreille** [25]

*J. P. Guyot*

Situé au fond du conduit externe, l'oreille est relativement bien protégée contre les traumatismes. Les plaies pénétrantes sont heureusement rares et généralement le fait de la pénétration d'un corps étranger tel qu'une branche d'arbre, un coton-tige. Les lésions consistent en des perforations de la membrane tympanique, des ruptures de la chaîne ossiculaire et, parfois, des fistules périlymphatiques par enfoncement de la platine de l'étrier dans l'oreille interne. Les malades se plaignent d'otalgies, d'hypoacousie. S'il y a des vertiges, décrits souvent comme une sensation de ne «pas bien toucher le sol», d'être poussé par derrière, d'instabilité aux mouvements brusques de la tête, il ne faut pas hésiter à effectuer,

*Tableau 3.* Toxicités cochléaire et vestibulaire des médicaments

| Médicaments | | Toxicité cochléaire | Toxicité vestibulaire |
|---|---|---|---|
| *Antibiotiques* | | | |
| Aminoglycosides | streptomycine | + | ++++ |
| | gentamicine | + | +++ |
| | néomycine (usage externe) | +++ | |
| Macrolides | érythromycine | +[1] | |
| Tétracyclines | minocycline | | + |
| Polypeptides | polymyxine (usage externe) | | + |
| Glycopeptides | vancomycine | + | |
| *Antitumoraux* | | | |
| Cytostatiques | cisplatine | +++ | + |
| | chlorméthine (moutarde azotée) | + | + |
| | méthotrexate | neurotoxicité du VIII | |
| *AINS* | dérivés salicylés | +[1] | |
| | ibuprofène | +[1] | |
| | indométacine | + | + |
| *Diurétiques «de l'anse»* | acide étacrynique | + | |
| | furosémide | + | |
| *Antipaludéens schizonticides* | chloroquine | + | |
| | quinine | + | |
| *Bêtabloquants* | propranolol | + | |
| *Antidépresseurs tricycliques* | *nortriptyline* | + | |
| *Antithyroïdiens* | propylthiouracile | + | |
| *Toxiques* | | | |
| Solvants organiques | | + | + |
| Alcool | | + | |
| Métaux lourds (Pb, Me) | | neurotoxicité du VIII | |
| Oxyde de carbone | | + | |
| Arsenic | | + | |

[1]Réversible.

dans les plus brefs délais, une tympanotomie exploratrice à la recherche d'une fistule de l'oreille interne. Cette intervention est possible en anesthésie locale, par voie transcanalaire, sans cicatrice externe. Elle a pour but d'oblitérer les fistules pour éviter une perte irréversible de l'audition. En cas de fracture de l'un ou l'autre des osselets, la chaîne ossiculaire peut être reconstruite dans le même temps opératoire.

## **L'ototoxicité** [26]

*P. Liard*

De nombreux médicaments présentent comme effets secondaires une ototoxicité. Certains médicaments sont toxiques pour la fonction vestibulaire, causes de troubles de l'équilibre ou de vertiges, d'autres pour la fonction cochléaire, causes d'hypoacousie et d'acouphène (tab. 3). En général l'atteinte est bilatérale, progressive, parfois réversible avec l'arrêt du médicament. Plusieurs facteurs influencent le degré de toxicité: la durée du traitement, la dose et le mode d'application du médicament, la fonction hépatique ou rénale, l'association de plusieurs médicaments ototoxiques, l'âge en sont les principaux.

En plus de ceux cités dans le tableau 3, d'autres médicaments provoquent des troubles de l'équilibre ou des vertiges et des bourdonnements. Nous les avons éliminés de ce chapitre car leur ototoxicité n'est pas prouvée. Le surdosage de médicaments tels que les antiépileptiques (phénytoïne, phénobarbital, carbamazépine), les barbituriques, les antidépresseurs tricycliques (amitriptyline, lithium), les neuroleptiques de la classe des phénothiazines se manifestent par des troubles neurologiques tels qu'ataxie, tremblement, diplopie, confusion, troubles de la conscience. Parfois, des nystagmus et des troubles de l'oculomotricité peuvent aussi apparaître.

L'intoxication alcoolique entraîne des troubles centraux, en particulier cérébelleux, mais aussi une dysfonction vestibulaire périphérique. La diffusion de l'alcool au niveau des cupules des canaux semi-circulaires en perturbe la mécanique. Des nystagmus de position géotropes battant du côté de l'oreille déclive peuvent être observés dans les premières heures suivant l'ingestion d'alcool. Ils sont la conséquence de la diffusion de l'alcool au niveau des cupules. Lorsque le taux d'alcoolémie redescend aux environs de 0,1 g/l, on observe des nystagmus de position agétropes, résultant cette fois de la diffusion de l'alcool dans l'endolymphe. Ces troubles peuvent persister pendant plus de 10 h.

## Bibliographie


1 Brandt T, Daroff RB: Physical therapy for benign paroxysmal positional vertigo. Arch Otolaryngol 1980;106:484–485.

2 Gacek RR: Singular neurectomy update II. Review of 102 cases. Laryngoscope 1991;101:855–862.

3 Schuknecht HP: Disorders of unknown or multiple causes – cupulolithiasis: dans: Pathology of the Ear. Cambridge, Harvard University Press, 1974, pp 465–473.

4 Semont A, Freyss G, Witte E: Vertiges positionnels paroxystiques bénins et manœuvre libératoire. Ann Otolaryngol Chir Cervicofac 1980;1096:473–476.

5 Toupet M, Semont A: La physiothérapie du vertige positionnel paroxystique bénin: dans Häusler R (éd): XIXe Symposium ENG, Genève 1985. Ipsen, vol 1, pp 21–27.

6 Coquoz E, Häusler R: Le concept du déficit utriculaire brusque isolé suivi de cupulolithiase du canal postérieur. Méd Hyg 1985:43:3296–3298.

7 Liard P, Vibert D, Coquoz E, Häusler R: Le déficit utriculaire brusque, à paraître.

8 Coats AC: Vestibular neuronitis. Trans Am Acad Ophthalmol Otolaryngol 1969:73:395–408.

9 Häusler R; Liard P: Sudden peripheral deficit: Short- and long-term functional evolution; dans: Vestibular Compensation: Facts, Theories and Clinical Perspectives. Paris, Elsevier, 1989, pp 279–290.

10 Liard P: Le déficit vestibulaire brusque: évolution fonctionnelle précoce et tardive; thèse 8027, Genève, 1987.

11 Liard P, Häusler R: Le rôle de l'infection et des troubles cardio-circulatoires sur la compensation et la récupération du déficit vestibulaire brusque. Rev Otoneurol Ophtalmol 1989;3-4:183–186.

12 Pedersen E: Epidemic vertigo. Brain 1959;82:566–580.

13 Merifield DO: Self-limited idiopathic vertigo (epidemic vertigo). Arch Otolaryngol 1965; 81:355–358.

14 Häusler R, Arnold W, Schifferli J: C3 and Clq complement deposits in the membranous labyrinth of patients with Ménières's disease. Adv Otorhinolaryngol. Basel, Karger, 1988, vol 42, pp 116–122.

15 Liard P, Maire R, Häusler R: Le syndrome de Ménière secondaire. Rev Laryngol Otol Rhinol (Bord) 1991;112:105–108.

16 Montandon P, Guillemin P, Häusler R: Prevention of vertigo in Ménière's syndrome by means of transtympanic ventilation tubes. ORL 1988:50:377–381.

17 Schuknecht HF: Disorders of unknown or multiple causes – Ménière's disease; dans: Pathology of the Ear. Cambridge, Harvard University Press, 1974, pp 453–464.

18 Schuknecht HF: Delayed endolymphatic hydrops. Ann Otol Rhinol Laryngol 1978;87:743–748.

19 Karmody CS: Viral labyrinthitis: Early pathology in the human. Laryngoscope 1983;93:1527–1533.

20 Toupet M, Codognola S: Dictionnaire du vertige. Paris, Laboratoires Janssen, 1988.

21 Guyot JP, Häusler R, Reverdin A, Berney J, Montandon P: Diagnosis of cerebellopontine angle tumors. ORL 1992;54:139–143.

22 Portmann M, Sterkers JM, Charachon R: Clinique ORL, imagerie et chirurgie des affections de la base du crâne. Paris, Arnette, 1992, pp 123–159.

23 Sterkers JM, Hocsman E: Circonstances insolites de découverte de neurinomes de l'acoustique. Ann Oto-Laryngol (Paris) 1991;108:204–207.

24 Schuknecht HF: Trauma; dans: Pathology of the Ear. Cambridge, Harvard University Press, 1974, pp 291–299.
25 Guyot JP: Penetrating wounds of the ear with oval window fistulas. ORL 1992;54:282–284.
26 Tran Ba Huy P, Ferrary E: L'ototoxicité: données expérimentales et implications cliniques; dans: Données actuelles sur la physiologie et la pathologie de l'oreille interne. Paris, Arnette, 1990, 179–205.

5

# Compensation vestibulaire

*J.P. Guyot*

## Définition

Le terme de compensation vestibulaire désigne les phénomènes liés à la disparition des symptômes consécutifs à une perte de la fonction vestibulaire. Puisque le neuro-épithélium du vestibule ne régénère pas après destruction, la disparition des symptômes résulte de changements au niveau du système nerveux central. La compensation vestibulaire est un excellent modèle d'étude de la plasticité du système nerveux central puisque la destruction d'un vestibule *(labyrinthectomie)* ou la section du nerf vestibulaire *(neurectomie vestibulaire)* est relativement aisée chez l'animal, qu'elle occasionne des troubles du comportement très marqués et que l'importance de ces troubles est objectivement mesurable.

## Symptômes

Les symptômes consécutifs à une labyrinthectomie ou à une neurectomie vestibulaire sont de deux types [1]. Les *«symptômes statiques»* sont ceux existant en l'absence de tout mouvement de la tête ou du corps. Il s'agit essentiellement d'une déviation du corps, de la tête et des yeux du côté de la lésion avec un mouvement oculaire réflexe, le nystagmus, battant du côté opposé à la lésion. Les *«symptômes dynamiques»* correspondent à une perturbation de tous les réflexes dans lesquels l'appareil vestibulaire est impliqué. Il s'agit par exemple d'une perturbation des réflexes vestibulo-oculaires à la stimulation pendulaire, d'une perturbation des réflexes vestibulo-spinaux entraînant une déviation à la marche, etc. Les symptômes statiques régressent rapidement alors que les symptômes dynamiques s'estompent plus lentement et jamais complètement [1].

## Adaptation comportementale

Si la compensation vestibulaire était un phénomène d'adaptation comportementale, on s'attendrait à ce que la vitesse de compensation soit très variable d'un individu à l'autre. Or ce n'est pas le cas et, pour une même espèce, tous les individus récupèrent dans un laps de temps à peu près identique [2]. D'autre part, si la compensation vestibulaire était l'expression de phénomènes d'adaptation comportementale, nécessitant en permanence la mise en fonction de divers systèmes, elle serait très peu rentable sur le plan énergétique. Cependant, il est possible que chez l'homme l'absence de certains symptômes, comme l'absence de déviation de la tête du côté du labyrinthe détruit par exemple, soit malgré tout l'expression de phénomènes d'adaptation comportementale.

## Substitution

La compensation vestibulaire résulte-t-elle d'une substitution d'informations, c'est-à-dire de la «prise en charge» du système déficient par un autre système neurosensoriel dont l'efficacité est augmentée ? A cet égard, le rôle des afférences visuelles, cervicales, proprioceptives, somato-sensorielles, cérébelleuses et du vestibule sain controlatéral, via les voies commissurales reliant les noyaux vestibulaires situés de chaque côté de la ligne médiane entre eux, a été étudié [1]. La vision ne semble pas jouer un rôle majeur, tout au moins pour la compensation des symptômes statiques. Par contre, les afférences proprioceptives et somato-sensorielles semblent jouer un rôle dans la disparition des symptômes posturaux statiques. Il a été démontré que le blocage des afférences par anesthésie des quatre membres ou par section de la moelle épinière induit un retard de compensation ou une décompensation chez l'animal qui n'a pas encore complètement compensé. Les mêmes résultats sont obtenus si l'on soulève l'animal du sol. Il a également été démontré, chez le chat et le babouin, que les afférences proprioceptives et somato-sensorielles étaient probablement nécessaires pour la compensation des symptômes posturaux dynamiques [1]. A l'inverse, la stimulation de l'activité motrice améliore la compensation des déficits locomoteurs [3]. Le rôle du cervelet, en particulier du flocculus, du nodulus et de l'uvula est très controversé [4].

De toutes les possibilités de substitution, le rôle du vestibule sain via les voies commissurales est celui ayant fait l'objet du plus grand nombre d'études, avec des résultats parfois contradictoires [5]. Chez certaines espèces, comme la grenouille, une section des voies vestibulaires commissurales empêche toute compensation; la section des voies commissurales, une fois la compensation acquise, entraîne même une décompensation, c'est-à-dire la réapparition des symptômes observés immédiatement après la labyrinthectomie [6]. Par contre, chez le mammifère, la section médiane du tronc cérébral, à la hauteur des noyaux vestibulaires, ne semble pas avoir d'influence sur les phénomènes de compensation [7]. Toutefois, chez le mammifère, il est extrêmement difficile de réaliser une commissurotomie complète sans que l'animal n'en meure [8].

## Physiologie

Il est très vite apparu que les noyaux vestibulaires, centres d'intégration et de modulation de multiples informations sensorielles destinées à plusieurs systèmes effecteurs, devaient être le siège des modifications fonctionnelles les plus importantes dans le processus de la compensation vestibulaire. De multiples études électro-physiologiques ont été réalisées, la plupart concernant le noyau vestibulaire médian et le noyau vestibulaire latéral [1]. Chez l'individu normal, plusieurs types de neurones existent au sein de ces noyaux. Les *«neurones cinétiques»* n'ont aucune activité électrique spontanée en l'absence de mouvement de la tête ou du corps. Par contre, les *«neurones toniques»* ont une activité électrique spontanée, même en l'absence de tout mouvement. De plus, pour des rotations de la tête dans le plan horizontal, on distingue des neurones de *«type I»*, répondant à une rotation ipsilatérale par une augmentation de leur activité électrique, et des neurones de *«type II»*, réagissant par une diminution de leur activité [9].

Immédiatement après labyrinthectomie unilatérale, l'activité électrique spontanée est presque totalement abolie au sein des noyaux vestibulaires ipsilatéraux, et pratiquement aucun neurone de type I n'est identifiable. Par contre, la population des neurones de type II reste inchangée. Dans les noyaux vestibulaires controlatéraux, le niveau d'activité électrique spontané des neurones de type I s'élève mais leur sensibilité aux accélérations angulaires diminue; les neurones de type II ne sont plus identifiables [1].

Six à huit semaines après labyrinthectomie, une nouvelle symétrie d'activité spontanée est rétablie entre les noyaux vestibulaires situés de chaque côté de la ligne médiane du fait de la réapparition d'une activité de base des neurones désafférentés et d'un retour à un niveau normal de l'activité spontanée des neurones controlatéraux [1]. Quelques études électro-physiologiques récentes ont montré que cette nouvelle symétrie d'activité apparaîtrait quelques jours déjà après la labyrinthectomie et serait concomitante à la disparition des symptômes statiques [1].

Des études autoradiographiques utilisant la consommation de glucose comme marqueur de l'activité électrique ont confirmé le résultat des études électro-physiologiques et ont révélé, qu'en plus des noyaux vestibulaires, d'autres structures du tronc cérébral et du cervelet telles que les noyaux oculomoteurs, l'olive inférieure, la formation réticulée pontique, le nodulus, le flocculus, le noyau fastigial, le noyau denté montrent des signes de changement d'activité au cours de la compensation vestibulaire [1]. Il reste cependant à déterminer si ces changements sont la cause ou la conséquence des phénomènes de compensation.

Plusieurs hypothèses sont proposées pour expliquer les mécanismes par lesquels un neurone du système nerveux central, devenu silencieux à la suite de la suppression de la majeure partie de ses afférences excitatrices, régénère une activité électrique spontanée. Les mécanismes supposés impliquent des changements soit au niveau *présynaptique* soit au niveau *postsynaptique* [1].

Parmi les mécanismes présynaptiques, on a émis l'hypothèse de la formation de nouvelles synapses sur les neurones vestibulaires secondaires désafférentés par un bourgeonnement des axones voisins ou par la formation de collatérales d'axones («synaptic sprouting»). D'autres hypothèses font intervenir une augmentation de l'activité des fibres présynaptiques restantes, soit par l'augmentation de la libération de neurotransmetteurs, soit par une diminution du catabolisme des neurotransmetteurs. Enfin, on a évoqué l'hypothèse du réveil de terminaisons nerveuses existantes [1].

Les hypothèses faisant intervenir des mécanismes post-synaptiques impliquent des changements au niveau des neurones vestibulaires secondaires. Le rétablissement de l'activité électrique de base pourrait résulter d'une augmentation du nombre de neurorécepteurs, d'une augmentation de leur sensibilité ou de facteurs intrinsèques membranaires, tel qu'un changement des conductances ioniques. Enfin, existe la possibilité d'un changement de forme des épines dendritiques permettant une augmentation de l'efficacité des synapses restantes [1].

## Anatomie

Le substrat anatomique des phénomènes de compensation vestibulaire a été étudié récemment chez le chat au niveau du noyau vestibulaire supérieur [10–13]. Ces études montrent qu'après dégénérescence des afférences vestibulaires primaires consécutive à la neurectomie, il n'y a pas apparition de nouvelles synapses sur les neurones vestibulaires secondaires. Par contre, dans les boutons restants, la taille et la forme des vésicules synaptiques changent, tout comme la forme des synapses, prenant l'aspect morphologique de synapses excitatrices. Ces changements suggèrent donc que les afférences restantes, provenant du cervelet, des noyaux vestibulaires controlatéraux, passent d'une activité inhibitrice chez l'individu normal à une activité excitatrice après neurectomie vestibulaire. Ces modifications peuvent être observées au 6e jour postopératoire déjà [14]. Elles semblent donc être concomitantes à la disparition des symptômes statiques. Au niveau des noyaux vestibulaires controlatéraux, il y a une dégénérescence des neurones secondaires se poursuivant jusqu'à un an après la neurectomie vestibulaire. Cette dégénérescence pourrait être due à une toxicité des neurotransmetteurs qui ne sont plus modulés par l'influence inhibitrice des neurones controlatéraux via les voies commissurales. Cette dégénérescence des neurones controlatéraux est probablement un moyen par lequel est rétablie la symétrie de l'activité des noyaux vestibulaires situés de chaque côté de la ligne médiane [11].

### Chez l'homme

Les phénomènes de compensation vestibulaire observés chez l'homme ne peuvent être comparés à ceux étudiés chez l'animal qu'avec une certaine prudence, et ce pour plusieurs raisons.

Premièrement, en laboratoire, le déficit vestibulaire est provoqué chirurgicalement chez un animal jusque-là parfaitement sain. Par contre, chez l'homme, une labyrinthectomie ou une neurectomie vestibulaire n'est effectuée que chez des patients dont le système vestibulaire est déjà fonctionnellement altéré, soit par une maladie de Ménière, soit par un neurinome de l'acoustique. Chez l'homme, les seuls déficits brusques surviennent en cas de «neuronite vestibulaire» ou en cas de fracture transverse du rocher. Dans la première situation, l'étiologie exacte du déficit, la nature, la localisation et l'extension des lésions ne sont pas précisément connues. Quant aux fractures transverses du rocher, elles sont rares et résultent de traumatismes importants qui, presque dans tous les cas, occasionnent d'autres lésions pouvant interférer avec la compensation vestibulaire.

Deuxièmement, certains symptômes n'existent pas chez l'homme. Ceci est peut-être dû au fait que les phénomènes d'adaptation comportementale jouent un rôle croissant avec l'évolution des espèces.

Enfin, certains facteurs tels que l'âge, une hypertension artérielle, des troubles métaboliques ou hormonaux, etc., ont une influence sur les capacités du système nerveux central à développer des phénomènes de compensation [15].

Néanmoins, les acquis de l'expérimentation animale permettent de dire qu'après un déficit vestibulaire, quelle qu'en soit l'étiologie, le patient devrait être mobilisé le plus précocement possible, que les éléments pouvant altérer les phénomènes de compensation devraient être corrigés et que les médicaments vestibuloplégiques devraient être évités. Depuis quelques années, des exercices de physiothérapie ont été développés. Ces exercices sont très probablement bénéfiques bien qu'aucune preuve formelle n'ait été apportée jusqu'ici. En effet, il est très difficile de juger de l'efficacité d'un traitement parce que la notion de vertige ou de déséquilibre est avant tout une notion subjective. De plus, lorsqu'un traitement est dit améliorer la compensation vestibulaire, il faut toujours se demander s'il est fait allusion à une disparition plus rapide des symptômes statiques, à une disparition plus rapide des symptômes dynamiques ou à une disparition plus complète des symptômes dynamiques, ce dernier point ayant, bien sûr, le plus d'importance pour le bien-être du patient à long terme.

## Bibliographie


1 Smith PF, Curthoys IS: Mechanisms of recovery following unilateral labyrinthectomy: A review. Brain Res 1989;14:155–180.
2 Ott JF, Platt C. Early abrupt recovery from ataxia during vestibular compensation in goldfish. J Exp Biol 1988; 138:345–357.
3 Igarashi M, Ishikawa K, Ishii M, Yamane H: Physical exercise and balance compensation after total ablation of vestibular organs. Prog Brain Res 1988;76:395–401.
4 Llinas R, Walton K: Vestibular compensation: A distributed property of the central nervous system; in Asanuma H, Wilson VJ (éds): Integration in the Nervous System. Tokyo, Igaku-Shoin, 1979, pp 145–166.
5 Galiana HL, Flohr H, Melvill Jones G: A re-evaluation of intervestibular nuclear coupling: Its role in vestibular compensation. J Neurophysiol 1984;51:242–259.
6 Bienhold H, Flohr H: Role of commissural connexions between vestibular nuclei in compensation following unilateral labyrinthectomy. J Physiol (Lond) 1978;284:178P.
7 Smith PF, Darlington CL, Curthoys IS: Vestibular compensation without brainstem commissures in the guinea pig. Neurosci Lett 1986;65:209–213.
8 Gacek RR: Communication personnelle.
9 Precht W, Frankfurt AM: The physiology of the vestibular nuclei; in Kornhuber HH (ed): Handbook of Sensory Physiology. Berlin, Springer, 1974, vol VI/1, pp 352–416.
10 Gacek RR, Lyon MJ, Schoonmaker JE: Morphologic correlates of vestibular compensation in the cat. Acta Otolaryngol (Stockh) 1989; suppl 462:1–16.
11 Gacek RR, Schoonmaker J, Lyon MJ: Ultrastructural changes in contralateral superior vestibulo-ocular neurons one year after vestibular neurectomy in the cat. Acta Otolaryngol (Stockh) 1992; suppl 495:1–15.
12 Guyot JP, Lyon MJ, Gacek RR: Ultrastructure of cat superior vestibular commissural neurons. Ann Otol Rhinol Laryngol 1991;100:650–657.

13 Guyot JP, Lyon MJ, Gacek RR, Magnin C: Ultrastructural changes in vestibulo-commissural neurons following vestibular neurectomy in the cat. Ann Otol Rhinol Laryngol, à paraître.
14 Korte GE, Friedrich VL: The fine structure of the feline superior vestibular nucleus: Identification and synaptology of the primary vestibular afferents. Brain Res 1979;176:3–32.
15 Liard P: Le déficit vestibulaire brusque: évolution fonctionnelle précoce et tardive; thèse 8027, Genève, 1987.

6

# Vertiges d'origine centrale

*J. Rohr-Le Floch*

Le vertige est une sensation subjective provenant d'une perte d'harmonie de la relation corps-monde environnant. Bien que les voies vestibulaires jouent un rôle primordial dans cette relation, il ne faut pas oublier l'influence importante de la vision et de la proprioception, le système moteur devant être par ailleurs intact. Dans ce chapitre, il ne sera question que d'affections du système vestibulaire.

Le *vertige d'origine centrale* résulte de toute lésion du système vestibulaire central, à savoir les noyaux vestibulaires au niveau du bulbe et leurs nombreuses connexions spinales, cérébelleuses, oculaires, thalamiques et corticales, telles qu'elles sont décrites au chapitre 2. Le vertige d'origine centrale relève essentiellement de la neurologie et, dans une moindre mesure, de la neurochirurgie.

## Définition

Le *syndrome vestibulaire* associe un vertige, des phénomènes neuro-végétatifs (nausées, vomissements, transpirations, pâleur), une oscillopsie (liée au nystagmus) et parfois des phénomènes auditifs. Le *vertige* en est le signe le plus caractéristique. Il s'agit d'une illusion, le sujet ayant la fausse impression de voir bouger le monde environnant autour de lui ou de bouger lui-même par rapport à ce monde. Il existe deux grands types de syndromes vestibulaires: le *syndrome vestibulaire périphérique* provenant d'une atteinte du labyrinthe et du nerf vestibulaire et le *syndrome vestibulaire central* lié à une lésion des noyaux vestibulaires et de leurs connexions (fig. 13).

Le *syndrome vestibulaire périphérique* (tab. 4) se caractérise par un grand vertige rotatoire associé à des troubles neuro-végétatifs et donne lieu à un tableau clinique systématisé ou *harmonieux:* nystagmus horizonto-rotatoire battant du côté sain, augmentant à l'obscurité et à l'occlusion des yeux, déviation des index et déviation axiale à l'épreuve de Romberg et à la marche aveugle du côté lésé. Il est harmonieux car toutes les déviations se font du même côté, soit celui de la secousse lente du nystagmus.

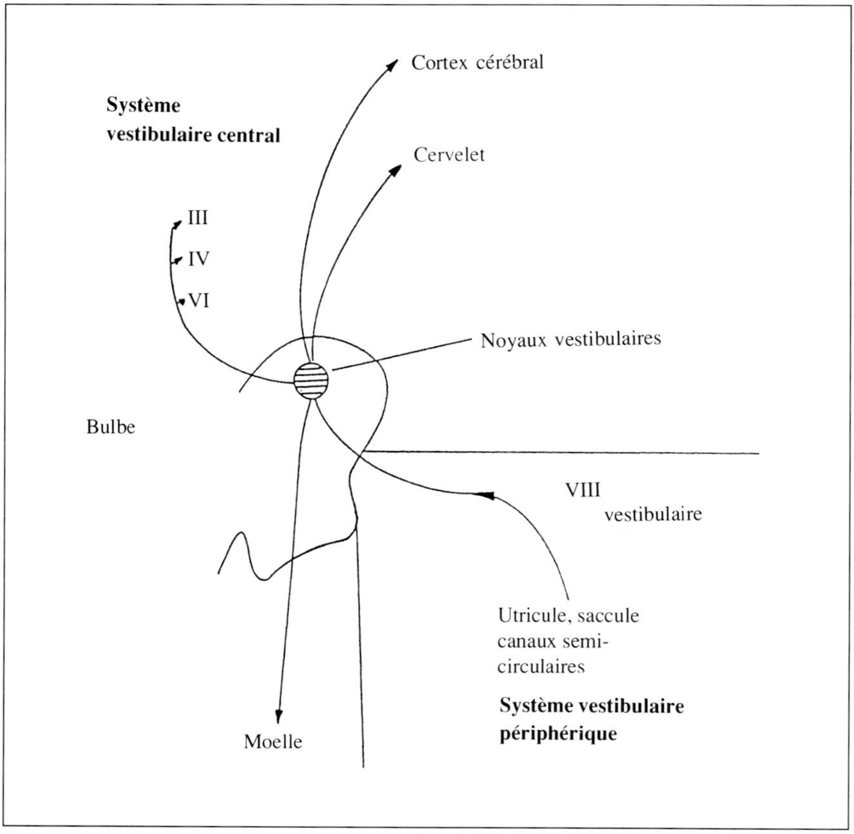


*Fig. 13.* Système vestibulaire central et périphérique.

Le *syndrome vestibulaire central* est en revanche *non harmonieux*. Il ne comprend en effet pas tous les éléments du syndrome ou l'un de ceux-ci n'est qu'ébauché. Le vertige est plus rarement rotatoire; il est généralement ressenti comme une impression de tangage, d'ébriété, voire un vague sentiment de déséquilibre ou d'insécurité et est souvent calmé par la fermeture des yeux. Cliniquement, le nystagmus est pur (horizontal, rotatoire ou vertical) ou multiple (par ex. horizontal dans le regard latéral et vertical dans le regard vers le haut); il *n'est pas inhibé par la fixation*. Les déviations axiales sont de direction variable. A ce syndrome s'associent d'*autres signes neurologiques* qui dépendent du niveau de la lésion (troubles oculomoteurs, troubles sensitifs de la face, troubles de la déglutition, troubles cérébelleux notamment).

*Tableau 4.* Symptomatologie clinique évocatrice du syndrome vestibulaire

| Symptomatologie clinique évocatrice | Syndrome vestibulaire | |
|---|---|---|
| | périphérique | central |
| Vertige rotatoire | +++ | + |
| Tangage, ébriété insécurité | – | +++ |
| Nystagmus horizonto-rotatoire | + (du côté sain) | – |
| Nystagmus pur ou mixte | – | + |
| Déviation des index | du côté lésé | variable |
| Epreuves d'équilibre | déviation du côté lésé | déviation variable |
| Signes neurologiques centraux associés | – | + |
| Atteinte cochléaire | fréquente | rare |

Une anamnèse précise (caractère du vertige, mode d'installation, signes associés) et un examen clinique détaillé (chap. 3), non seulement vestibulaire mais aussi neurologique, sont des étapes indispensables permettant de distinguer un syndrome vestibulaire central d'un syndrome vestibulaire périphérique, de déterminer la localisation de la lésion et d'émettre une hypothèse étiologique. Généralement le diagnostic de présomption appelle confirmation par des *examens complémentaires* qui sont fonction de l'étiologie recherchée.

## Les accidents vasculaires ischémiques

La vascularisation du tronc cérébral et du cervelet dépend du système vertébrobasilaire. Deux catégories d'accidents ischémiques peuvent être considérées: l'ischémie liée à une hypotension globale dans le système vertébrobasilaire ou *insuffisance vertébrobasilaire* et l'ischémie focale liée à une hypoperfusion dans un territoire vasculaire circonscrit dépendant du système vertébrobasilaire. Cette dernière peut résulter en un *ramollissement du tronc cérébral ou du cervelet.*

*Insuffisance vertébrobasilaire*

L'insuffisance vertébrobasilaire est une cause commune de vertiges chez les sujets de plus de 50 ans, ayant des facteurs de risque cardio-vasculaires. Elle se manifeste initialement dans près de 50% des cas [1] par un vertige mal systématisé d'installation subite, durant généralement plusieurs minutes, souvent associé à des nausées et des vomissements. Le *diagnostic* de certitude est donné par l'existence d'autres symptômes résultant d'une ischémie postérieure: troubles visuels, diplopie, «drop attacks» ou parésies, paresthésies périorales.

Les causes de l'insuffisance vertébrobasilaire sont multiples. La plus fréquente est l'athéromatose des artères vertébrales et du tronc basilaire. Elle peut également résulter d'une sténose proximale d'une artère sous-clavière avec vol sous-clavier vertébral, pour autant que celui-ci ait des répercussions sur le tronc basilaire. Il n'est pas rare qu'une sténose carotidienne bilatérale se manifeste par une symptomatologie de type insuffisance vertébrobasilaire, probablement par vol postéro-antérieur via les communicantes postérieures. Mentionnons encore la compression mécanique des artères vertébrales par une spondylose cervicale et les troubles du rythme cardiaque.

L'insuffisance vertébrobasilaire appelle les *examens complémentaires* classiques de tout accident cérébral ischémique transitoire: recherche des facteurs de risque cardio-vasculaires, bilan ultrasonique des vaisseaux du cou, bilan cardiaque, des investigations plus poussées dépendant de l'anamnèse et de l'examen clinique. L'artériographie des vaisseaux du cou ne se justifie que si, au vu des examens ultrasoniques, un traitement chirurgical est envisagé.

*Accidents ischémiques focaux*

*Ramollissement rétroolivaire ou syndrome de Vieusseux*[1]*-Wallenberg.* Les voies vestibulaires centrales parcourant la totalité du tronc cérébral, toute lésion ischémique focale de celui-ci peut se manifester par des vertiges. Toutefois, c'est l'infarctus rétroolivaire, de par l'implication directe des noyaux vestibulaires, qui détermine la symptomatologie vertigineuse la plus classique. La zone infarcie se situe dans la région postéro-latérale du bulbe en arrière de l'olive. S'il est possible cliniquement de dire quel territoire vasculaire est incriminé (fig. 14), seuls l'artériographie et, dans certains cas, les examens ultrasoniques permettent de déterminer l'artère anormale (par ex. occlusion de l'artère vertébrale ipsilatérale, occlusion de l'artère cérébelleuse postéro-inférieure).

*La symptomatologie,* d'installation brutale, se manifeste par un grand vertige rotatoire, des nausées, des vomissements, des céphalées, un hoquet incoercible, des troubles de la déglutition et de la phonation.

*L'examen clinique* met en évidence un syndrome alterne avec, du côté de la lésion, atteinte des noyaux des nerfs crâniens VIII vestibulaire, IX et X, abolition de la thermoalgésie faciale, syndrome de Claude-Bernard-Horner, hémisyn-

[1] Gaspard Vieusseux: médecin genevois qui a décrit le premier, en 1808, la symptomatologie clinique de ce syndrome dont il avait souffert personnellement.

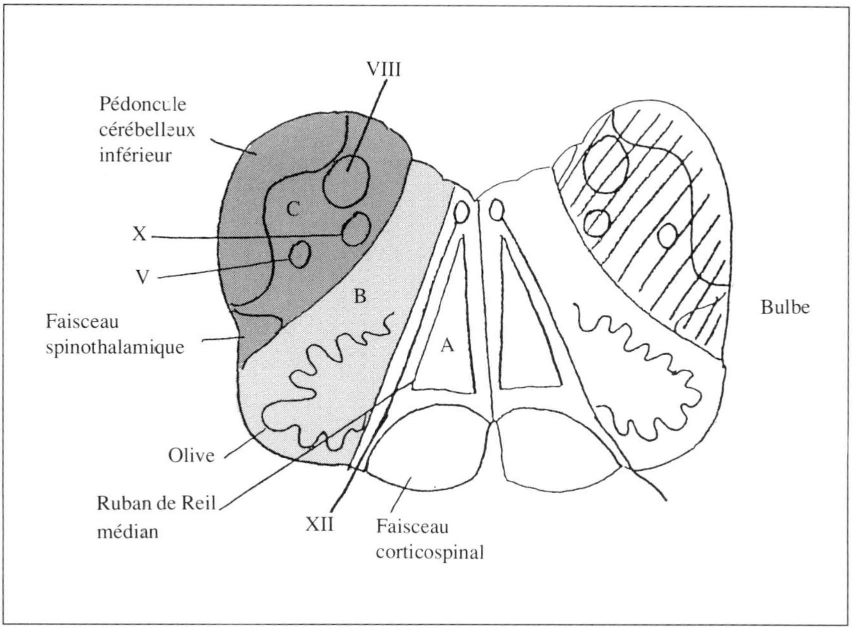


*Fig. 14.* Accidents ischémiques focaux. A = Territoire médian ou paramédian; B = territoire latéral ou intermédiaire; C = territoire postérieur; partie hachurée = zone infarcie dans le syndrome de Viesseux-Wallenberg.

drome cérébelleux cinétique et, du côté opposé à la lésion, abolition de la thermoalgésie épargnant la face (tab. 5). Les noyaux vestibulaires étant directement concernés, le syndrome vestibulaire est harmonieux, le nystagmus bi- ou multidirectionnel souvent rotatoire donnant toutefois la connotation centrale. Il n'est pas rare que le ramollissement soit plus étendu. L'atteinte des nerfs crâniens peut s'étendre alors aux nerfs crâniens VI, VII et XII et une hémiparésie controlatérale est possible. Dans ces conditions, il ne s'agit plus d'un syndrome de Vieusseux-Wallenberg au sens strict du terme, la lésion débordant sur le territoire paramédian.

Les *causes* du ramollissement sont fonction de l'âge. Si, chez le sujet de plus de 50 ans, l'athéromatose est de loin la plus fréquente, chez le sujet plus jeune il faut rechercher les autres causes classiques d'accidents ischémiques: dissections de l'artère vertébrale spontanées ou posttraumatiques, cardiopathies emboligènes, artérites, hémopathies.

*Tableau 5.* Syndrome de Vieusseux-Wallenberg

| Symptomatologie homolatérale | Symptomatologie controlatérale |
|---|---|
| *Nerfs crâniens* | |
| Syndrome vestibulaire (VIII) | |
| Troubles de la phonation et de la déglutition (IX et X) | |
| Abolition de la thermoalgésie (noyau bulbaire du V) | |
| Syndrome de Claude-Bernard Horner (paralysie sympathique) | |
| *Voies longues* | |
| Syndrome cérébelleux cinétique (pédoncule cérébelleux inférieur) | abolition de la thermoalgésie (faisceau spinothalamique) |

Les *examens complémentaires* seront dirigés en fonction de l'origine recherchée, mais comprendront de toute façon une recherche des facteurs de risque cardio-vasculaires, un bilan ultrasonique des vaisseaux du cou ainsi qu'un bilan cardiaque. L'examen préféré pour mettre en évidence le ramollissement et son extension est actuellement l'IRM.

*Ramollissement cérébelleux.* Une occlusion de l'artère vertébrale ou de l'artère cérébelleuse postéro-inférieure ou encore de l'artère cérébelleuse antéro-inférieure peuvent entraîner un ramollissement purement cérébelleux inférieur et flocculo-nodulaire, sans atteinte du tronc cérébral. Initialement le patient se plaint d'un vertige aigu accompagné de vomissements et de troubles de l'équilibre s'expliquant par l'atteinte des connexions directes avec les noyaux vestibulaires. L'examen clinique qui objective des signes cérébelleux ipsilatéraux et des anomalies complexes des mouvements oculaires (à la fois de type cérébelleux et vestibulaire) permet de faire la distinction avec une affection labyrinthique périphérique. Ultérieurement, si l'infarctus est volumineux et œdémateux, des signes de souffrance du tronc cérébral et d'hypertension intracrânienne avec céphalées et diminution du niveau de vigilance peuvent survenir.

Un hématome intracérébelleux peut aboutir à la même symptomatologie. Il est donc justifié devant un tel tableau clinique d'effectuer rapidement un CAT scan cérébral. Lorsque l'hypertension intracrânienne est au premier plan, on peut être appelé à discuter un drainage neurochirurgical.

## La migraine

Si l'on recherche la notion de vertiges chez les migraineux de façon systématique, il s'avère qu'il s'agit d'une symptomatologie fréquente. Ainsi, Kayan et Hood [5], chez 200 migraineux non sélectionnés, ont noté une incidence totale de 54.5%, le vertige ayant une relation temporelle avec la migraine dans 42% des cas. Toutefois, seuls 5% des patients avaient consulté pour cela.

Le vertige peut précéder la céphalée, constituant alors une aura; il peut survenir pendant l'accès de céphalées ou encore apparaître indépendamment de celles-ci. Dans ce dernier cas, il s'agit d'équivalent migraineux ou d'aura migraineuse sans céphalées.

Le vertige en tant qu'aura migraineuse se rencontre dans la migraine dite *basilaire*. La symptomatologie neurologique correspond à une dysfonction du tronc cérébral et des lobes occipitaux, structures irriguées par le système vertébrobasilaire. Elle a été décrite par Bickerstaff [2] en 1961 sous le nom de migraine de l'artère basilaire, à une époque où l'on considérait que la physiopathologie de la migraine était essentiellement vasculaire. Dans la forme floride, le tableau clinique est riche et impressionnant. Bickerstaff l'a observé surtout chez des jeunes filles, avec anamnèse familiale de migraine, présentant de façon rapidement progressive un trouble de la vision pouvant aller jusqu'à la cécité, une ataxie, une dysarthrie, des vertiges, un tinnitus, des dysesthésies périphériques bilatérales, le tout suivi de céphalées occipitales, l'évolution étant essentiellement bénigne après un sommeil réparateur. Parmi 300 migraineux, Bickerstaff en avait répertorié 34, soit plus de 10%, ayant souffert de telles crises à un degré plus ou moins important. Actuellement, selon la nouvelle classification des céphalées de 1988 [4], pour qu'on puisse retenir le diagnostic de migraine basilaire, l'aura migraineuse doit comporter au moins deux des symptômes suivants: troubles visuels dans les deux champs temporaux et nasaux des deux yeux, dysarthrie, vertige, tinnitus, baisse d'audition, diplopie, ataxie, paresthésies ou parésies bilatérales, baisse du niveau de vigilance. On peut se demander si un vertige isolé, survenant dans le cadre d'une migraine, correspond à une forme particulièrement fruste de migraine basilaire.

Le *diagnostic* de migraine basilaire repose sur l'anamnèse et l'examen clinique, celui-ci devant être normal en dehors des crises. Toutefois, il est nécessaire d'exclure une affection de la fosse postérieure (malformation artérioveineuse, processus expansif, malformation de la charnière cervico-occipitale) qui pourrait mimer une telle symptomatologie. L'*examen préféré* est actuellement l'IRM qui doit comporter une coupe sagittale médiane de la fosse postérieure.

Le diagnostic est particulièrement difficile et ne se pose que par exclusion lorsque la migraine basilaire est un premier épisode sous forme d'une aura sans céphalées chez un patient non encore migraineux avéré. Il est également problématique lorsqu'une migraine basilaire survient de façon inaugurale chez un patient de plus de 40 ans, la distinction avec un accident ischémique vertébrobasilaire pouvant se révéler quasi impossible. Dans une telle situation, les examens complémentaires classiques d'un accident cérébral ischémique s'imposent.

## La sclérose en plaques

La sclérose en plaques est une maladie probablement auto-immune, débutant le plus souvent chez l'adulte jeune, évoluant généralement sur un mode poussées-rémissions. Elle se caractérise par des lésions inflammatoires plus ou moins importantes, partiellement réversibles, de la myéline centrale. Celle-ci étant largement distribuée dans le système nerveux central, de la substance blanche sous-corticale au cône médullaire, les *symptômes* sont extrêmement variables. Citons toutefois parmi les signes fréquents les troubles de la vision en relation avec une névrite rétrobulbaire (signe inaugural dans 20% des cas), la diplopie, les parésies, les troubles sensitifs, l'ataxie. Lorsque la maladie est avancée, l'*examen clinique* révèle des signes d'atteintes multiples, pyramidaux, sensitifs, cérébelleux, etc. [6].

Le *vertige* est le signe initial de la sclérose en plaques dans environ 5% des cas et peut apparaître au cours de la maladie dans près de 50% des cas. Si une plaque de démyélinisation se localise dans le bulbe à l'endroit de pénétration du nerf vestibulaire ou à proximité des noyaux vestibulaires, elle provoque un syndrome vestibulaire de type périphérique avec grand vertige rotatoire d'installation aiguë associé à des vomissements et une démarche instable voire impossible. Si ce tableau survient en dehors de toute autre atteinte du système nerveux central, il est impossible de le distinguer de celui d'une neuronite vestibulaire. S'il s'agit d'une première poussée de la maladie, le diagnostic peut être alors manqué. D'autres formes de vertige, moins bien définies, telles que sensation de déséquilibre, de tangage, sont fréquentes au cours de la maladie, liées à l'atteinte des voies vestibulaires et de leurs connexions.

Lorsqu'on suspecte un diagnostic de sclérose en plaques, l'examen de l'*oculomotricité* se révèle très utile. En effet, celle-ci est souvent pathologique même en dehors de toute plainte vertigineuse. Tous les types de nystagmus se voient dans la sclérose en plaques. Il y a toutefois deux variétés particulièrement suggestives: le *nystagmus dissocié* de latéralité, essentiellement au niveau de l'œil en abduction, observé lors d'ophtalmoplégie internucléaire (par atteinte du faisceau longitudinal médian) (fig. 15) et le *nystagmus pendulaire acquis* (par atteinte cérébelleuse). Ces anomalies peuvent être infracliniques d'où l'intérêt des épreuves instrumentales (chap. 3) chez tout patient suspect de sclérose en plaques.

Le diagnostic de sclérose en plaques doit être étayé impérativement par des *examens complémentaires:* examen du LCR à la recherche d'une réaction cellulaire et d'une oligoclonalité des IgG à l'électrophorèse des protéines, IRM cérébrale qui permet de mettre en évidence les zones de démyélinisation.

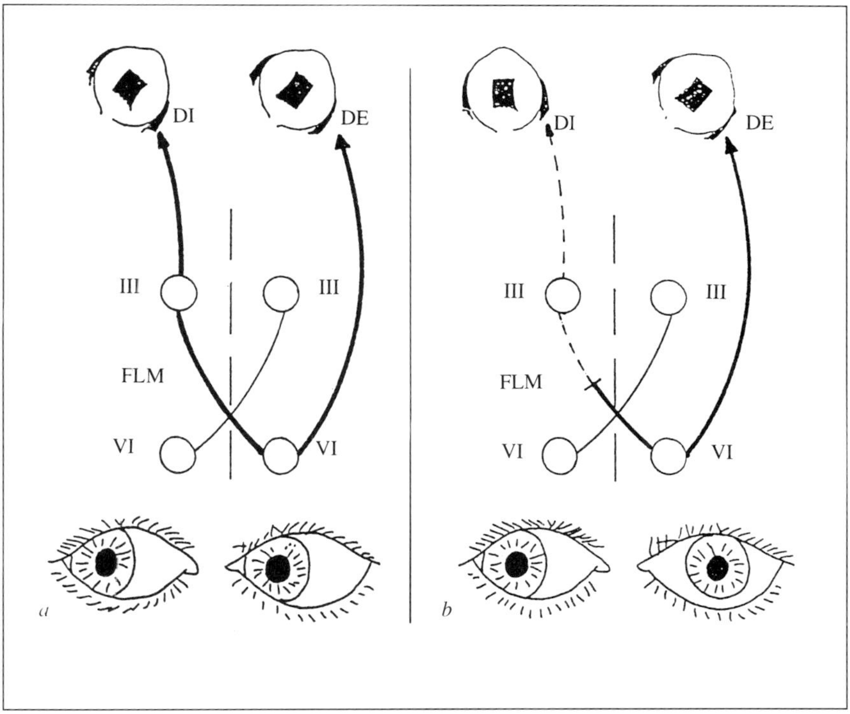


*Fig. 15.* Le faisceau longitudinal médian (FLM) relie les noyaux des nerfs crâniens VI (abducens) et III (oculomoteur) et assure les mouvements conjugués de latéralité des yeux. DI = Muscle droit interne; DE = muscle droit externe. Si le FLM est lésé (à gauche dans l'exemple *b*), l'œil du côté lésé ne peut plus effectuer d'adduction et reste sur la ligne médiane, alors que l'œil du côté sain effectue une abduction normale mais est le siège du nystagmus. *a* Activation du FLM gauche, situation normale. *b* Ophtalmoplégie internucléaire gauche.

## Les tumeurs de la fosse postérieure

Il ne sera pas question ici des tumeurs de l'angle pontocérébelleux (neurinome de l'acoustique, méningiome) ni des tumeurs de l'enfant, ces sujets étant traités aux chapitres 4 et 7.

Les *tumeurs cérébelleuses* ne sont pas rares (environ 20% des tumeurs cérébrales de l'adulte). Elles ne se manifestent souvent que lorsqu'elles ont des répercussions sur l'écoulement du LCR ou qu'elles compriment le tronc cérébral. Les *signes* classiques consistent en céphalées, vomissements, troubles de l'équilibre, soit ceux d'une hypertension intracrânienne. Occasionnellement, un vertige de position peut être le symptôme inaugural. L'examen clinique met en évidence, selon la localisation de la lésion, un syndrome cérébelleux statique et/ou cinétique ainsi que des troubles oculomoteurs pouvant être à la fois cérébelleux et vestibulaires. Chez l'adulte, les tumeurs cérébelleuses sont surtout des *métastases,* essentiellement d'origine bronchique. Mais il peut s'agir aussi de *gliomes.*

Les tumeurs qui produisent le plus souvent des signes vestibulaires sont celles qui naissent dans le *quatrième ventricule* et compriment les noyaux vestibulaires dans le plancher de celui-ci. Il s'agit surtout de *médulloblastomes,* rares chez l'adulte, et aussi d'épendymomes, de papillomes, de tératomes, de kystes épidermoïdes.

Les *tumeurs du tronc cérébral* représentent 16% de toutes les tumeurs cérébrales et touchent dans 75 % des cas des sujets de moins de 20 ans. Le *gliome* du tronc cérébral n'est toutefois pas rare chez l'adulte d'âge moyen. Cette tumeur infiltrante, de croissance lente, se manifeste précocement par des atteintes diverses et progressives des nerfs crâniens et des voies longues qui sont fonction du niveau et de l'extension de la tumeur. Les symptômes vestibulaires et cochléaires sont fréquents (50% des cas). *L'angiome caverneux* (cavernome) se manifeste généralement de façon brutale, par un hématome du tronc cérébral.

L'*examen complémentaire* à préférer pour diagnostiquer une tumeur de la fosse postérieure est l'IRM.

## Les maladies hérédo-dégénératives

Les troubles vestibulaires et auditifs sont fréquents dans les maladies hérédo-dégénératives telles que l'hérédo-dégénérescence spino-cérébelleuse (maladie de Friedreich), l'atrophie olivo-ponto-cérébelleuse, le syndrome de Roussy-Lévy. Généralement, les troubles cérébelleux masquent cliniquement les signes vestibulaires. Ceux-ci ne peuvent être mis en évidence alors que par les épreuves instrumentales. Néanmoins, l'examen clinique révèle souvent un nystagmus.

Le diagnostic est essentiellement clinique et anamnestique. L'IRM permet d'objectiver l'atrophie des structures de la fosse postérieure.

## Conclusion

La distinction entre un syndrome vestibulaire central et périphérique est parfois difficile. Toutefois, grâce à une anamnèse précise et un examen clinique minutieux, le clinicien parvient généralement assez vite à faire la part des choses. Du fait de la complexité des voies vestibulaires, les lésions qui génèrent les vertiges d'origine centrale ont de nombreuses possibilités de localisation ; par ailleurs leurs étiologies sont variées. L'étape clinique est donc indispensable, car elle permet de diriger au mieux les examens complémentaires.

## Bibliographie


1 Baloh RW, Honrubia V: Clinical Neurophysiology of the Vestibular System. Philadelphia, Davis, 1979.

2 Bickerstaff ER: Basilar artery migraine. Lancet 1961;1:15–17.

3 Dix MR, Hood JD: Vertigo. New York, Wiley, 1984.

4 Headache Classification Committee of the International Headache Society: Classification and Diagnostic Criteria for Headache Disorders, Cranial Neuralgias and Facial Pain. Cephalalgia 1988;8 (suppl 7).

5 Kayan A: Migraine and Vertigo; dans Dix MR, Hood JD: Vertigo. New York, Wiley, 1984, pp 249-265.

6 Matthews WB (éd): Mc Alpine's Multiple Sclerosis, éd. 2. Edimbourg, Churchill Livingstone, 1991.

7 Rowland LP (éd): Merritt's Textbook of Neurology, éd 8. Lea & Febiger, Philadelphia, 1989.

7

# Signification des vertiges chez la personne âgée

*J.-P. Michel, P. Pfitzenmeyer, J. Arroyo*

A la suite de la réflexion engendrée par les calculs de l'Espérance de Vie en Santé (EVS) [1, 2], il est possible d'identifier trois catégories de maladies, aux conséquences fort différentes [3]:

– les maladies qui retentissent directement à la fois sur la mortalité et sur la morbidité; l'exemple type correspond aux maladies cardio-vasculaires;
– les maladies qui interviennent essentiellement sur la mortalité et qui touchent peu la morbidité; les néoplasies caractérisent ce groupe;
– et enfin, les maladies qui influencent peu la mortalité mais provoquent un allongement de la période de morbidité; les atteintes de l'appareil locomoteur et les maladies mentales en sont de bons exemples car elles ont un retentissement fonctionnel incontestable en altérant davantage la qualité fonctionelle que la quantité d'années de vie [4].

Les vertiges s'intègrent parfaitement dans cette catégorie d'affections, plus invalidantes que graves sur le plan vital. Les vertiges altèrent la qualité de vie des malades qui en souffrent. Leur retentissement psychologique est constant; il peut même devenir majeur.

Aussi, chez une personne âgée souffrant d'une symptomatologie vertigineuse, il est important que le médecin connaisse:

– la réalité épidémiologique et son retentissement fonctionnel afin d'identifier les facteurs de risque des vertiges;
– la signification clinique des vertiges, pour sélectionner les cas nécessitant des investigations spécialisées complémentaires;
– les divers moyens thérapeutiques capables de réduire l'impact des vertiges sur les capacités fonctionnelles, donc d'améliorer la qualité de vie du malade âgé.

## Les récentes données épidémiologiques sur les vertiges de la personne âgée

Le vrai vertige en rapport avec un trouble de l'équilibre correspond à un trouble cérébral, une erreur de sensation, sous l'influence de laquelle le malade croit que sa propre personne ou les objets environnants sont animés d'un mouvement giratoire ou oscillatoire. Le sens de l'équilibre nécessite la parfaite intégration des afférences vestibulaires, visuelles et proprioceptives. Chez le sujet âgé, ces trois systèmes peuvent être perturbés et contribuer à l'apparition d'un trouble de l'équilibre. En fait, bien souvent, un symptôme vertigineux est évoqué par le malade qui éprouve des sensations d'instabilité, de tête vide, d'étourdissement, de brouillard devant les yeux... ou encore, des troubles de l'équilibre avec une impression de lâchage des membres inférieurs, des éblouissements visuels... et bien d'autres troubles encore plus difficiles à cerner [5, 6]. Cette symptomatologie bien imprécise constitue les bases de toutes les études épidémiologiques ciblées sur les vertiges.

*Les vertiges: symptômes ressentis par les personnes âgées «normales»*

Sur 267 personnes des deux sexes, âgées de 57 à 91,5 ans, n'ayant jamais été exposées à un bruit intense, ne souffrant pas de maladie systémique connue et présentant un examen otoscopique normal, la fréquence des vertiges a été estimée à 5% [7].

*Les vertiges: motifs de consultation des personnes âgées*

Les vertiges occupent le 3e rang de fréquence parmi les motifs de consultation des personnes âgées aux USA [8]. Cette fréquence des vertiges varie avec le sexe et l'âge [9]: 8,8% des femmes de 65 à 69 ans et 4,1% des hommes du même âge se plaignent de vertiges; 18,3% des femmes de plus de 84 ans et 19,7% des hommes du même âge disent souffrir de vertiges. Ce symptôme est présent dans 31,6% des cas, si la femme âgée rapporte de 8 à 10 pathologies différentes, et seulement dans 15,6% lorsqu'il s'agit d'un homme souffrant d'un nombre équivalent de maladies [9]. Ces données expliquent la corrélation positive (0,0001), qui n'existe que chez la femme âgée, entre la fréquence des vertiges et le nombre de médications prises [9].

*Les facteurs de risque des vertiges*

La comparaison de 297 personnes âgées de plus de 60 ans souffrant de vertiges «symptomatiques» avec 1073 personnes du même âge, mais n'ayant jamais souffert de cette symptomatologie, permet d'identifier les associations positives suivantes avec les vertiges [8]: faiblesse générale avec difficultés dans les activités quotidiennes (odd ratio = OR = 4,74); perception de soi-même comme «sujet nerveux» (OR = 4,22); perception de soi-même comme étant en mauvais état de santé (OR = 4,10); troubles sensitifs des extrémités (OR = 3,64); traitement cardio-vasculaire en cours (OR = 3,48); maladies cardio-vasculaires

(OR = 3,29). Bien d'autres associations significatives ont été identifiées dans ce travail, comme la diminution de l'acuité visuelle, la surdité débutante, des antécédents d'accident vasculaire cérébral. Ces éléments soulignent ainsi la complexité de la régulation posturale et les multiples implications des processus pathologiques sur les vertiges.

*Les vertiges: facteurs de déclin fonctionnel*

Deux études longitudinales de 1 et 2 ans, incluant respectivement 1622 et 3798 personnes âgées vivant dans la communauté, apportent un éclairage sur l'impact des vertiges sur la mortalité et la morbidité [4, 9]: il n'y a aucune corrélation entre l'existence ou non de vertiges et la mortalité; il n'y a aucune corrélation entre les vertiges et l'institutionnalisation. Par contre, les personnes âgées souffrant de vertiges présentent plus volontiers une anxiété, un comportement dépressif et une tendance à la somatisation. Ces troubles psycho-affectifs peuvent ainsi favoriser et/ou aggraver une instabilité posturale sous-jacente [9]. Autrement dit, les deux études susmentionnées attestent que les patients souffrant de vertiges ont une plus grande tendance à présenter un déclin de leurs capacités fonctionnelles que les autres. Ainsi, il apparaît nettement que les vertiges correspondent à une affection qui altère plus la morbidité que la mortalité.

## La signification physiopathologique des vertiges chez les personnes âgées et ses implications diagnostiques

*L'évaluation gériatrique d'un vertigineux*

L'évaluation gériatrique d'un malade vertigineux nécessite obligatoirement une prise en soins globale, incluant: un interrogatoire «policier» des prodromes, des conditions de survenue des vertiges en particulier des mouvements «déclencheurs», des signes accompagnateurs et du mode de résolution; la répétition des crises vertigineuses sera notée, de même que le terrain de survenue des vertiges (terrain diabétique, vasculaire, arthrosique...); un bilan médical rigoureux (tant ORL que sensoriel, neurologique, cardio-vasculaire et rhumatologique) à la recherche d'une ou plusieurs étiologies potentiellement curables; l'inventaire exact des diverses médications prises régulièrement ou occasionnellement par le malade; une appréciation de son état psychique, à la recherche d'une anxiété, d'une tendance dépressive ou d'autres désordres psycho-comportementaux; une évaluation fonctionnelle, avec notamment l'appréciation des actes de la vie quotidienne en utilisant la classique échelle de Katz [10], une évaluation contextuelle, incluant les commodités et les obstacles de l'habitat personnel ou institutionnel et, si possible, une prospective d'avenir avec notamment une estimation de la qualité de vie et des projets du malade ainsi que l'impact du syndrome vertigineux sur ces éléments.

*Diagnostic clinique*

Au terme de ce bilan clinique, il sera possible d'intégrer les vertiges présentés par le malade âgé dans une des trois grandes catégories suivantes [11, 12]: vertiges aigus et persistants, vertiges récidivants, incluant: d'une part, les vertiges provoqués et, d'autre part, les vertiges spontanés et enfin, vertiges chroniques avec ou sans chute récidivante.

Les diverses étiologies possibles dans chacune de ces trois catégories de vertiges sont répertoriées dans le tableau 6. Il faut cependant remarquer que si toutes ces étiologies peuvent être évoquées, leur mise en cause ne se réalise pas avec la même fréquence [13]: les vertiges provoqués par les changements de posture représenteraient 50% des étiologies reconnues dans une étude conduite entre 1974 et 1984, dans 13 hôpitaux généraux de Grande-Bretagne; la seconde étiologie la plus fréquente est représentée par la maladie de Ménière, avec 15,1% des cas identifiés; tous les autres diagnostics représentent le tiers restant, ce qui limite beaucoup, sur le plan purement épidémiologique, l'intérêt des recherches diagnostiques [14].

*Les explorations complémentaires*

Leur choix dépend essentiellement des informations que le clinicien aura su rassembler au cours d'un examen médical minutieux. Les manœuvres dynamiques, en particulier le test de Barany, peuvent avoir une valeur diagnostique et constituer un apport thérapeutique précieux. Ces tests sont à pratiquer avant de se lancer dans des explorations ORL sophistiquées (voir les autres chapitres de cet ouvrage). Les radiographies du rachis cervical avec des clichés dynamiques sont souvent utiles pour élucider la recherche diagnostique étiologique: troubles dégénératifs et statiques du rachis cervical. La pratique d'un enregistrement électrocardiographique continu ne représente pas un gain diagnostic valable par rapport à l'électrocardiogramme classique, pour le dépistage des arythmies, responsables de vertiges [15]. De même, la pratique d'un examen scanographique ou d'une IRM cérébrale n'apporte pas de précision diagnostique étiologique intéressante chez les vertigineux âgés [16] ne présentant pas une anamnèse significative ni de signe neurologique accompagnateur.

*Tableau 6.* Diagnostic étiologique des vertiges chez les sujets âgés [d'après 5, 6, 11, 12, 14]

| | |
|---|---|
| *Vertiges aigus et persistants* | |
| Infarcissement cérébelleux et/ou cérébral dans les territoires vasculaires des artères cérébelleuses<br>Postéro-inférieure<br>Antéro-inférieure<br>Supérieure | Hémorragie cérébelleuse,<br>Première manifestation d'une maladie de Ménière<br>Neuronite vestibulaire<br>Infection<br>Etat de choc cardio-vasculaire |
| *Vertiges récidivants* | |
| Vertiges récidivants à début provoqué<br>Vertiges positionnels bénins<br>Insuffisance vertébrobasilaire<br>Hypotension artérielle orthostatique<br>Syncope provoquée par la toux<br>Syncope mictionnelle<br>Syncope sino-carotidienne | Vertiges récidivants à début spontané<br>Arythmie cardiaque<br>Accident ischémique transitoire «vertébrobasilaire»<br>Maladie de Ménière<br>Epilepsie<br>«Drop attack» |
| *Vertiges chroniques avec chutes récidivantes* | |
| Maladies cérébro-vasculaires<br>Maladie de Parkinson<br>Hématome sous-dural<br>Hydrocéphalie à pression normale<br>Tumeur de l'angle pontocérébelleux | Vertiges secondaires à des médicaments<br>Vestibulo-toxiques<br>Streptomycine<br>Amino acides<br>Aspirine |
| Maladies de la moelle épinière<br>Myélopathie par carence en vitamine $B_{12}$<br>Myélopathie spondyloarthrosique<br>Tumeur médullaire bénigne | Anticonvulsivants<br>Phénitoïne<br>Phénobarbital<br>Benzodiazépines |
| Vertiges d'origine métabolique ou endocrinienne<br>Anémie, polycythémie<br>Hypoglycémie<br>Hyperventilation<br>Myxœdème | Psychotropes<br>Halopérinol<br>Phénothiazines<br>Lithium<br>Antivertigineux<br>Meclizine |
| Vertiges liés à des déficits sensoriels combinés (polyneuropathie, déficit visuel ...) | |

*Signification pronostique des divers types de vertiges*

En plus de l'altération du pronostic fonctionnel lié à la présence de vertiges (cf. ci-dessus), il faut noter la signification pronostique tout à fait différente selon les divers types de vertiges [17]: les vertiges non rotatoires ne seraient pas annonciateurs d'une pathologie cérébro-vasculaire, alors que les vertiges rotatoires (OR = 2,5), de même qu'un flou visuel (OR = 1,5), précéderaient souvent la survenue d'accidents ischémiques cérébraux transitoires, quel que soit le sexe de la personne âgée concernée. Une attention plus particulière devrait donc être attribuée à ces vertiges rotatoires vrais pour la prévention primaire des accidents vasculaires cérébraux [17].

## Les moyens thérapeutiques à la disposition du médecin de la personne âgée

Les objectifs thérapeutiques à élaborer avec le malade vertigineux peuvent être de plusieurs ordres: d'abord, ils concernent la qualité fonctionnelle de vie du patient; ils comportent donc souvent des tentatives médicamenteuses et/ou revalidantes, si ce n'est un acte chirurgical spécifique; enfin et surtout, il faudrait tout mettre en œuvre pour réduire la survenue de ces vertiges, si fréquents au grand âge, grâce à une prévention primaire bien ciblée.

*L'amélioration de la qualité fonctionnelle de vie du vertigineux*

Elle passe obligatoirement par l'établissement d'un diagnostic étiologique rigoureux, établi grâce à une étroite collaboration entre médecins généralistes et spécialistes. Comme mentionné plus haut, les diagnostics ORL des vertiges n'apparaissent pas les plus fréquents chez les sujets âgés. Il faut donc savoir traiter les affections sous-jacentes; l'équilibre d'un diabète, la correction d'un désordre ophtalmologique, le traitement d'une infection, le contrôle d'une anxiété ou la réduction d'un état dysthymique peuvent considérablement améliorer la symptomatologie vertigineuse.

A ce stade, il est utile de rappeler que la qualité des soins gériatriques ne se mesure pas au nombre de médicaments prescrits; il faudra que le médecin fasse un inventaire minutieux de l'ensemble des produits absorbés par le malade âgé et élimine systématiquement ceux qui peuvent induire une symptomatologie vertigineuse (tab. 6). Les antihypertenseurs ne seront utilisés qu'après élimination d'une hypotension orthostatique; les bêtabloquants [18] et les inhibiteurs des canaux calciques [19] sont de grands pourvoyeurs de vertiges iatrogènes, surtout en début de traitement.

Cette approche thérapeutique globale inclut également la réassurance du malade par rapport à ce symptôme spécifique et l'adaptation de l'environnement de vie: l'acceptation d'une canne ou d'un rolator permet parfois une surprenante récupération d'indépendance fonctionnelle.

*Les autres moyens thérapeutiques*
Ils incluent les médications, la rééducation fonctionnelle et parfois la chirurgie.

Parmi les médicaments particulièrement utiles chez le vertigineux âgé, retenons, d'une part, les psychotropes et, d'autre part, les médications vaso-actives. Les psychotropes sont souvent utiles; leur prescription sera fonction du terrain de survenue des vertiges; les anxiolytiques, les sédatifs, les antidépresseurs ont tous démontré leur efficacité lors d'études pratiquées dès les années 1970 [5]. Mais il faut bien avoir à l'esprit que ces médications peuvent avoir des effets secondaires redoutables chez les sujets âgés; une surveillance thérapeutique stricte s'impose donc. Les médications vaso-actives ont été longtemps décriées, pourtant elles s'avèrent utiles et efficaces dans nombre de cas incluant un trouble circulatoire manifeste. Leur tolérance, souvent excellente, et leurs effets sur les fonctions supérieures rendent compte de leur continuel emploi, malgré l'absence de séries longitudinales contrôlées.

La rééducation fonctionnelle apparaît une méthode de choix lorsque l'indication est bien posée, c'est-à-dire lorsque le diagnostic étiologique est celui de VPPB. Dans ce cadre très fréquent (40,7% des 806 malades de la série de Bloom et Katsarkas [20]), les exercices et manœuvres physiothérapeutiques apportent des résultats extrêmement encourageants, même s'ils sont plus longs à obtenir dans une population très âgée [21].

La chirurgie est l'affaire des spécialistes; la cochléo-sacculectomie tentée chez 11 malades atteints de maladie de Ménière chronique n'a pas donné les résultats escomptés: 40% de ces malades n'ont pas eu d'amélioration de leurs vertiges et 80% ont présenté une baisse significative de leur audition [22].

## Une prévention est-elle envisageable?

Aucun mot n'a été retrouvé dans la littérature sur ce thème; pourtant, des objectifs de santé très simples pourraient être proposés en tenant compte de la fréquence relative des diverses étiologies de vertiges chez la personne âgée. Tout d'abord, compte tenu de l'importance des vertiges positionnels, il serait souhaitable de proposer, bien avant la retraite mais aussi après, des exercices pour la statique vertébrale, par exemple, des exercices de renforcement des muscles du cou (contractions isométriques). Ensuite, l'intensité des vertiges d'origine vasculaire tendrait à assimiler les efforts de prévention des maladies cardio-vasculaires et ceux visant à réduire la symptomatologie vertigineuse.

## Conclusion

Les vertiges représentent un symptôme fréquemment évoqué par la personne âgée; ce trouble fonctionnel intervient en amoindrissant la qualité de vie et l'indépendance de la personne qui en souffre. La survenue brutale de vertiges rotatoires peut être un signe annonciateur d'accident vasculaire cérébral. Ces éléments médicaux et psycho-sociaux doivent inciter le médecin à prendre en haute considération cette symptomatologie; un diagnostic étiologique précis aidera considérablement au choix thérapeutique. Les quatre axes à retenir pour le praticien sont: effectuer les manœuvres diagnostiques dynamiques qui pourront, parfois, avoir une action «miraculeuse»: arrêter les médicaments potentiellement responsables de vertiges; rassurer le malade sur la gravité de ces troubles et traiter le terrain de survenue (anxiété, dépression ou terrain vasculaire); enfin, faciliter la rééducation de l'équilibre par des exercices de posture.

## Bibliographie


1 Robine JM: L'espérance de vie sans incapacité; dans: First Work Group Meeting REVES, International Research Network for Interpretation of Observed Values of Healthy Life Expectancy, Quebec, septembre 1989. Analyses et Prospectives. Paris, Editions INSERM, 1992.

2 Michel JP, Robine JM: Maladie et dépendance: le défi gérontologique. Cah Méd Soc 1991;35: 197–205.

3 Mathers C: Estimating gains in health expectancy due to elimination of specified diseases. 5th Meeting of the International Network on Health Expectancy in Ottawa, février 1992, pp 19–21.

4 Boult C, Murphy J, Sloane Ph, et al: The relation of dizziness to functional decline. J Am Geriatr Soc 1991;39:858–861.

5 Luxon LM: Dizziness in the elderly; dans Hinchcliffe R (éd): Hearing and Balance in the Elderly. Edimbourg Churchill Livingstone, 1983, pp 402–445.

6 Cohen NL: The dizzy patient: Update on vestibular disorders. Med Clin North Am 1991;75: 1251–1260.

7 Sataloff J, Sataloff RT, Lueneburg W: Tinnitus and vertigo in healthy senior citizens without a history of noise exposure. Am J Otol 1987;8:87–89.

8 Sloane Ph, Blazer D, George LK: Dizziness in a community elderly population. J Am Geriatr Soc 1989;37:101–108.

9 Hale WE, Perkins LL, May FE, et al: Symptom prevalence in the elderly: An evaluation of age, sex, disease, and medication use. J Am Geriatr Soc 1986;34:333–340.
10 Katz S, Akpm CA: A measure of primary sociological functions Int J Health Serv 1976;6: 493–508.
11 Venna N: Dizziness, falling and fainting: Differential diagnosis in the aged (part I). Geriatrics 1986;41:30–40.
12 Venna N: Dizziness, falling and fainting: Differential diagnosis in the aged (part II). Geriatrics 1986;41:31–45.
13 Wells MD, Yande RD: Vertigo in a district NHS hospital. J Laryngol Otol 1987; 101: 1235–1241.
14 Bonikowski FP: Differential diagnosis of dizziness in the elderly. Geriatrics 1983;38:89–102.
15 Taylor IC, Stout RW: Is ambulatory electrocardiography a useful investigation in elderly people with 'funny turns'? Age Ageing 1983;12:211–216.
16 Day JJ, Freer CE, Dixon AK, et al: Magnetic resonance imaging of the brain-stem in elderly patients with dizziness Age Ageing 1990;19:144–150.
17 Grimley Evans. J: Transient neurological dysfunction and risk of stroke in an elderly English population: The different significance of vertigo and non-rotatory dizziness. Age Ageing 1990; 19:43–49.
18 Hale WE, Stewart RB, Marks RG: Central nervous system symptoms of elderly subjects using antihypertenssive drugs. J Am Geriatr Soc 1984;32:5–10.
19 Le Jeunne C, Hugues FC, Munera Y, Ozanne H: Dizziness in the elderly and calcium channel antagonists. Biomed Pharmacother 1991;45:33–36.
20 Bloom J, Katsarkas A: Paroxysmal positional vertigo in the elderly. J Otolaryngol 1989;18:96–98.
21 Norre ME, Beckers A: Benign paroxysmal positional vertigo in the elderly: Treatment by habituation exercises J Am Geriatr Soc 1988;36:425–429.
22 Giddings NA, Shelton C, O'Leary MJ, Brackmann DE, Cochleosacculotomy revisited. Long-term results poorer than expected. Arch Otolaryngol Head Neck Surg 1991;117:1150–1152.

8

# Les vertiges de l'enfant

*P. Liard, R. Häusler*

Les vertiges de l'enfant sont assez rares, bien que leur fréquence soit souvent sous-estimée pour plusieurs raisons. L'anamnèse est difficile, surtout chez l'enfant en bas âge qui ne parvient pas à décrire ce qu'il ressent. Le trouble de l'équilibre léger ou le vertige peu marqué a tendance à être banalisé aussi bien par l'enfant que par les parents. Les examens otoneurologiques sont difficiles à réaliser jusqu'à l'adolescence car ils demandent une bonne collaboration qui n'est pas toujours obtenue. D'autre part, l'expérience montre que la capacité à compenser un déficit vestibulaire unilatéral est très importante chez l'enfant et les signes déficitaires disparaissent rapidement.

L'enfant ne souffre pas des mêmes vertiges que l'adulte. Le vertige paroxystique de l'enfant et la migraine basilaire sont au premier plan. La maladie de Ménière est rare mais déjà décrite par P. Ménière dans son mémoire en 1861! Les autres causes sont liées aux infections loco-régionales ou sytémiques, aux maladies neurologiques dégénératives, aux tumeurs, ou sont également iatrogènes [1–3].

## Le vertige paroxystique de l'enfant [4]

C'est probablement la cause la plus fréquente de vertige du petit enfant. Il ne doit pas être confondu avec le vertige paroxystique de position bénin ou cupulolithiase avec lequel il n'a aucun lien [4].

L'épisode est caractéristique, le vertige apparaissant brusquement sans cause déclenchante, sans signe auditif ou neurologique. La crise dure de quelques secondes à quelques minutes, sans horaire, se répétant plusieurs fois par année jusque vers l'âge de 8 à 10 ans et disparaît à la puberté. Il n'y a pas de prédominance sexuelle. L'enfant ne perd pas connaissance, ne présente pas d'état postcritique mais se plaint de céphalées. D'ailleurs il existe probablement une corrélation entre ce type de vertige et les migraines du territoire basilaire. Après la puberté une vraie migraine peut se développer et pour certains auteurs, le vertige paroxystique de l'enfant, lorsqu'il est accompagné de céphalées, correspond à des équivalents migraineux. Dans d'autres cas plus rares, lorsque les céphalées sont absentes, la cause pourrait être différente car le bilan otoneurologique montre alors une hyporéflexie vestibulaire. L'évolution est meilleure et les crises disparaissent en quelques années.

### **Les migraines de l'enfant** [2, 3]

Elles sont fréquentes et le diagnostic doit être évoqué en présence de céphalées unilatérales précédées de vertige ou de trouble de l'équilibre, de troubles visuels, de nausées, de douleurs abdominales. Dans d'autres cas on trouve une alternance des céphalées et des troubles de l'équilibre, pouvant correspondre à des équivalents migraineux.

### **La maladie de Ménière de l'enfant** [5]

Elle est rare chez l'enfant (0,5% des malades atteints de Ménière) et ne devrait être évoquée que lorsque la triade classique des symptômes est présente. Häusler et al. [5] en ont répertorié 14 cas dans une étude multicentrique. Il s'agissait de 10 garçons et 4 filles âgés de 7 à 14 ans, chez qui la triade était complète. Chez 9 enfants il s'agissait probablement d'une maladie idiopathique, mais chez les 5 autres on trouvait une surdité antérieure à la maladie, liée à une infection ou un traumatisme crânio-cérébral. A noter la fréquence importante de migraines concomitantes dans les cas de Ménière idiopatique (4 enfants sur 9).

### **Les vertiges centraux de l'enfant** [2, 3]

En dehors des migraines il s'agit surtout de troubles de l'équilibre de causes infectieuses (séquelles de méningo-encéphalites), traumatiques, iatrogènes (effet secondaire d'anti-épileptiques, intoxication alcoolique !) et tumorales (processus expansif de la fosse postérieure).

### Bibliographie


1 Basser LS: Benign paroxysmal vertigo of childhood. Brain 1964;87:141–152.

2 Britton B, Block LD: Vertigo in the pediatric and adolescent age group. Laryngoscope 1988;98: 139–146.

3 Toupet M, Toupet F: Le diagnostic étiologique du vertige de l'enfant. Méd Hyg 1989;47:3178–3185.

4 Guidetti G: Le vertige paroxystique bénin de l'enfant. Méd Hyg 1989;47:3187–3188.

5 Häusler R, Toupet M, Guidetti G, Basseres F: Ménière's disease in children. Am J Otolaryngol 1987;8:187–193.

9

# Traitements médicamenteux

*P. Liard*

Nous ne présenterons que les médicaments que nous utilisons couramment dans les différents types de vertige. L'association de deux ou plusieurs médicaments antivertigineux est à proscrire!

## Médicaments de la crise vertigineuse

*Phénothiazines*

Le Torecan® (thiétylpérazine), en raison de son action antiémétique et antivertigineuse, est le médicament de choix de la crise aiguë de vertige, au cours du déficit vestibulaire unilatéral brusque, ou dès l'apparition des premiers symptômes d'une crise de Ménière. Il est utilisé en dragées, en suppositoires ou en injections intramusculaires.

*Antihistaminiques*

Le Trawell® (dimenhydrinate) sous forme de chewing-gum, permet une absorption rapide du principe actif, et n'est administré que lors de l'apparition du vertige. Nous le prescrivons également lors de vertiges périphériques récidivants, tels qu'une maladie de Ménière, lorsque l'administration d'un suppositoire ou d'une autre forme galénique n'est pas possible. Nous l'utilisons également lors de mal des transports.

## Médicaments après la crise aiguë vertigineuse

*Antagonistes du calcium*

Le Sibélium® (flunarizine) et, en partie le Stugéron® (cinnarizine), sont, selon nos connaissances actuelles, des médicaments qui agissent en diminuant l'entrée du calcium dans la cellule vestibulaire ciliée, permettant une diminution de l'influx nerveux. Ils possèdent en plus des propriétés antihistaminiques et antisérotoninergiques. Nous les utilisons après la phase aiguë, en général pour des périodes courtes, en cas de vertiges périphériques, tels que le déficit vestibulaire unilatéral brusque, les vertiges posttraumatiques, la maladie de Ménière, la migraine avec vertige (flunarizine). Nous les prescrivons avec modération chez la personne âgée, lorsque la cause du vertige est multifactorielle, en raison des effets indésirables tels que sédation, troubles extrapyramidaux, état dépressif.

*Vasodilatateurs*

Le Bétaserc® (dichlorhydrate de bétahistine) est un agoniste partiel de l'histamine. Nous le prescrivons essentiellement en cas de maladie de Ménière et dans les vertiges itératifs d'origine périphérique.

## Médicaments chez la personne âgée

Certains médicaments «cérébro-actifs», surtout dans leur indication antivertigineuse, sont contestés. Cependant l'Hydergine® (co-dergocrine) qui est le médicament de cette classe le mieux documenté, avec de nombreuses études contrôlées à double insu, montre une réelle efficacité dans le vertige de la personne âgée, en particulier lorsque le vertige est d'origine multifactorielle. Nous le prescrivons depuis de nombreuses années comme médicament de premier choix d'autant plus lorsqu'il existe une diminution des facultés cognitives.

Nous utilisons également le Praxilène® (naftidrofuryl) et le Nootropil® (piracetam) dans ces indications.

## Médicaments de prévention du mal des transports

*Antihistaminiques*

Les antihistamiques sont utilisés depuis de nombreuses années dans la prévention du mal des transports. En l'absence de vomissement, le Trawell® en chewing-gum, déjà cité avant, est très efficace, en raison de son absorption rapide. Lorsque les vomissements sont présents, l'utilisation de suppositoires est recommandée (Pérémésine®).

*Anticholinergiques*

Le Scopoderm® (scopolamine), appliqué 5–6 h avant le voyage, derrière l'oreille, assure une protection efficace pendant 72 h. Des effets secondaires, en particulier une sécheresse de la bouche et des troubles de l'accommodation peuvent cependant se manifester.

10

# La chirurgie des vertiges

*R. Häusler*

La grande majorité des vertiges est traitée par des moyens conservateurs, soit par médicaments, soit par physiothérapie. Certains vertiges sont cependant si invalidants, que l'on est amené à les traiter par la chirurgie. La statistique de l'Unité d'Otoneurologie de Genève, entre 1980 et 1990, indique qu'un traitement chirurgical a été appliqué à environ 1,5% des vertiges otologiques.

## Le traitement chirurgical de la maladie de Ménière

La maladie de Ménière se manifeste sur le plan vestibulaire par des crises vertigineuses irrégulières, accompagnées de vomissements et plus rarement de «drop-attacks», c'est-à-dire des chutes subites sans perte de connaissance. Le traitement de la maladie de Ménière est en principe conservateur, bien qu'avec des résultats variables. Un traitement chirurgical est réservé aux malades qui malgré tous les médicaments essayés continuent à souffrir de vertiges incoercibles et de «drop-attacks» invalidantes. Selon les centres, 15–25% des malades atteints d'une maladie de Ménière ont recours à la chirurgie. Une multitude d'interventions a été proposée au cours des années. Pour la majorité d'entre elles, il s'agit soit d'opérations ablatives, soit d'opérations à but de «drainage». Parmi ces dernières on compte le shunt du sac endolymphatique, la sacculotomie et la cochléo-sacculotomie. Leur principe commun est la ponction de l'oreille interne à divers niveaux dans l'espoir d'une «décompression-drainage» de l'hydrops endolymphatique. Parmi les opérations ablatives on compte la labyrinthectomie et la neurectomie vestibulaire. Ces interventions destructrices sont basées sur le fait que la fonction du labyrinthe exclu par chirurgie est largement compensée par l'oreille controlatérale, en raison de la grande plasticité du système vestibulaire central.

*Les interventions visant à un «drainage»*

Portmann [1], en 1927, fut le pionnier du traitement chirurgical fonctionnel de la maladie de Ménière en décrivant le shunt du sac endolymphatique. Son procédé a trouvé plus tard un soutien physiopathologique en découvrant que la maladie de Ménière était caractérisée par un hydrops endolymphatique. La chirurgie du sac endolymphatique s'est mondialement répandue à partir des années soixante, avec le développement de la micro-chirurgie otologique. Puis, d'autres procédés de drainage se sont ajoutés avec ponction de l'oreille interne à plusieurs niveaux: Fick et Van [2] décrivent la sacculotomie par ponction transplatinaire de l'oreille interne. Pulec [3] propose un shunt endo-périlymphatique par un abord à travers la fenêtre ronde. Cette intervention porte actuellement le nom de cochléo-sacculotomie [4].

*Technique chirurgicale du shunt du sac endolymphatique* [1]

Une mastoïdectomie partielle est réalisée par voie rétroauriculaire avec fraisage de l'espace compris entre le sinus latéral d'un côté, le nerf facial et le canal postérieur de l'autre, jusqu'à mise à nu de la dure-mère. Identifié à la face postérieure du rocher, le sac endolymphatique est incisé, laissant échapper quelques gouttes de liquide clair. Une lamelle de Téflon peut être mise à l'intérieur du sac dans le but d'assurer un «drainage à long terme».

*Technique chirurgicale de la sacculotomie (= ponction transplatinaire de l'oreille interne)* [2, 5]

L'intervention est réalisée sous anesthésie locale par le conduit auditif externe à travers le spéculum otologique fixe. Après élévation d'un lambeau tympano-méatal postérieur, une petite perforation est pratiquée dans la platine de l'étrier (fig. 16). Par cette ouverture, il est possible de prélever à l'aide d'une micro-pipette du liquide de l'oreille interne. La présence d'un liquide riche en potassium est témoin d'un saccule gonflé jusqu'à la platine de l'étrier et permet de faire le diagnostic d'un hydrops endolymphatique in vivo. L'ouverture dans la platine de l'étrier peut être colmatée par du Gelfoam ou par du tissu adipeux prélevée au niveau du lobule de l'oreille. L'intervention se termine par la remise en place de la membrane tympanique et un pansement du conduit auditif externe.

*Technique chirurgicale de la cochléo-sacculotomie* [4]

L'intervention est pratiquée sous anesthésie locale. L'abord chirurgical est identique à celui de la sacculotomie. La fenêtre ronde est exposée, et un micro-crochet de 2 mm à angle droit y est introduit en direction de la platine de l'étrier

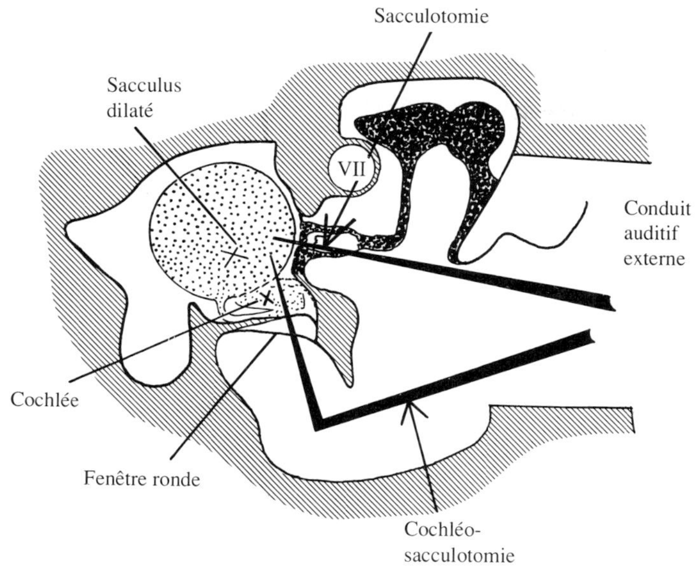


*Fig. 16.* Principe chirurgical de la sacculotomie et de la cochléo-sacculotomie. Coupe frontale schématique à travers le conduit auditif externe, l'oreille moyenne et l'oreille interne. Pour la sacculotomie (ou ponction transplatinaire de l'oreille interne) le saccule dilaté est ponctionné à travers une perforation forée au milieu de la platine de l'étrier. Pour la cochléo-sacculotomie un crochet à angle droit de 2 mm est introduit par la membrane de la fenêtre ronde dans l'oreille interne et poussé en direction de la fenêtre ovale.

(fig. 16). Par ce geste, la lamelle spirale osseuse est perforée et une fistule endo-périlymphatique est créée. La fenêtre ronde est colmatée par du tissu adipeux prélevée au niveau du lobule de l'oreille.

*Résultats*

Les trois traitements visant à un «drainage» donnent des résultats très similaires: une suppression des vertiges à long terme (> 2 ans) est obtenue chez 80% des malades [6, 7]. 20% des malades opérés développent toutefois en post-opératoire une aggravation de la surdité préexistante.

Le fait que tous ces procédés aboutissent à des résultats similaires laisse supposer un mécanisme d'action commun, même si celui-ci n'est pas forcément basé sur un réel effet de drainage. Ceci a été mis en doute par l'observation que la simple mastoïdectomie corticale [8] ou la mise en place d'un aérateur tympanique [9] donne des résultats identiques. Ceci ne veut pas dire pour autant qu'il s'agisse d'interventions-placebo. D'autres modes d'action telle qu'une inflammation de l'oreille interne, provoquée par l'agression chirurgicale et influençant ainsi le cours de la maladie pourraient entrer en ligne de compte.

*Les interventions ablatives*

*La labyrinthectomie*

Les premiers succès thérapeutiques avec suppression définitive des vertiges de la maladie de Ménière par labyrinthectomie ont été rapportés au début du XXe siècle. Dès lors, la labyrinthectomie s'est imposée comme un traitement fiable sur le plan des vertiges, mais au prix d'une perte de l'audition. A présent la labyrinthectomie n'est utilisée qu'en cas de surdité totale préexistante (par exemple en cas de vertiges dans le cadre d'un hydrops endolymphatique retardé).

*Technique chirurgicale de délabyrinthisation transméatale vestibulaire* [10, 11]. L'opération est pratiquée sous anesthésie générale, par voie du conduit auditif externe. Après élévation d'un lambeau tympano-méatal postérieur, l'étrier est enlevé. On procède ensuite au curetage minutieux du labyrinthe vestibulaire membraneux. L'exérèse de l'utricule in toto est une étape importante: elle est effectuée au moyen d'un crochet de 2 mm à angle droit introduit au travers de la fenêtre ovale et dirigé dans la région postéro-supérieure (fig. 17). La destruction mécanique des structures sensorielles vestibulaires est complétée par une coagulation au laser par introduction de microsondes à fibres optiques dans l'oreille interne. Une solution ototoxique peut finalement être instillée dans l'oreille. La fenêtre ovale est oblitérée par du tissu adipeux provenant du lobule de l'oreille.

*Résultats*

En postopératoire, les malades développent un syndrome vestibulaire déficitaire unilatéral aigu qui compense en quelques jours à quelques semaines. La majorité des publications indique que la labyrinthectomie amène une suppression définitive des crises vertigineuses et des «drop attacks» dans pratiquement 100% des cas [11]. Ceci confirme que cette intervention relativement simple et exempte de complications continue d'être un traitement de choix en cas de problèmes vestibulaires incoercibles provoqués par une oreille atteinte d'une cophose préexistante.

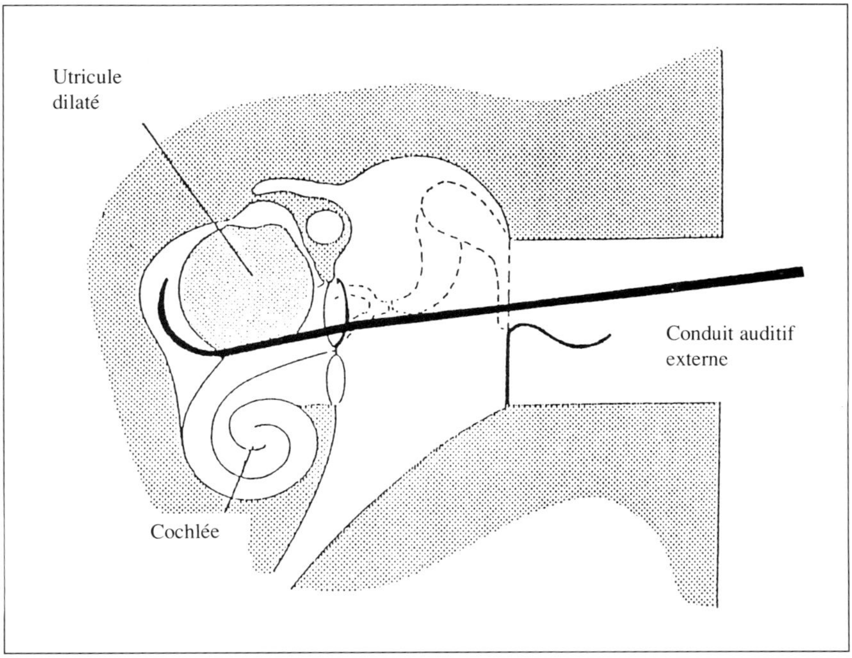


*Fig. 17.* Principe chirurgical de la labyrinthectomie transméatale, transstapédienne. Coupe frontale schématique à travers le conduit auditif externe, l'oreille moyenne et l'oreille interne. La vésicule utriculaire est enlevée in toto à l'aide d'un micro-crochet de 2 mm introduit dans le vestibule par la fenêtre ovale après extraction préalable de l'étrier.

*La neurectomie vestibulaire*

La section sélective du nerf vestibulaire en tant que traitement de vertiges otologiques invalidants s'est développée parallèlement à la labyrinthectomie depuis le début du XXe siècle. L'avantage de la neurectomie vestibulaire est la possibilité d'une conservation de l'audition. Le désavantage est la situation anatomique compliquée du nerf vestibulaire dans le conduit auditif interne et au niveau de la fosse postérieure. La section du nerf vestibulaire peut être réalisée, soit par voie suspétreuse transtemporale au niveau du conduit auditif interne, soit par voie rétro-labyrinthique rétro-sigmoïdienne et sous-occipitale au niveau de la fosse postérieure (fig. 19).

*L'abord rétro-sigmoïdien* [12]. L'intervention est réalisée sous anesthésie générale en position dorso-latérale (fig. 18, 19). Après élévation d'un lambeau

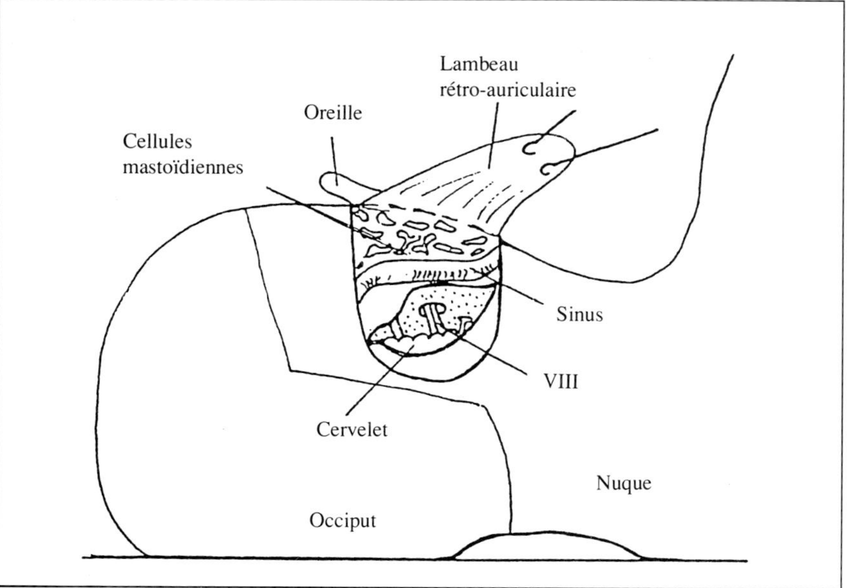


18

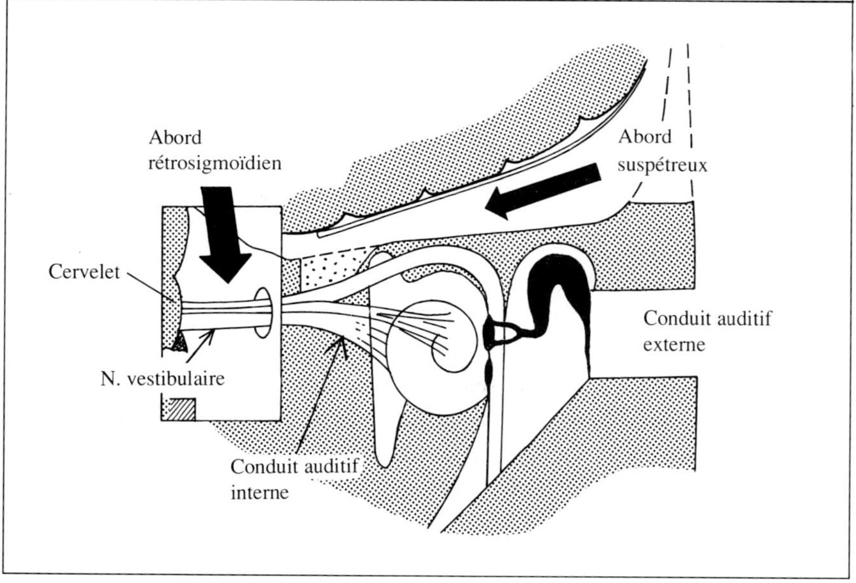


19

*Fig. 18.* Exposition du nerf stato-acoustique au niveau de l'angle pontocérébelleux par un abord rétro-sigmoïdien limité. Le nerf vestibulaire est par la suite sectionné sous le microscope opératoire.

*Fig. 19.* Abord suspétreux et abord rétro-sigmoïdien du nerf vestibulaire. Coupe frontale schématique à travers le rocher et l'oreille illustrant la relation intime entre le nerf facial, le nerf auditif et le nerf vestibulaire au niveau du conduit auditif interne et de la fosse postérieure.

rétro-auriculaire, l'os de la région rétro-mastoïdienne est fraisé jusqu'à ce que le trajet du sinus latéral soit mis en évidence. La dure-mère est incisée sur 3 cm, le long du sinus. L'aspiration du liquide céphalo-rachidien, provoquant l'affaissement du cervelet, permet l'exposition de l'angle pontocérébelleux. Le paquet nerveux stato-acoustique est visualisé sous le microscope opératoire. Le nerf vestibulaire est sectionné à l'aide de micro-ciseaux. L'intervention se termine par la fermeture étanche de la dure-mère et le colmatage des cellules mastoïdiennes par de la cire à os. Il est avantageux de surveiller la fonction des nerfs facial, auditif et vestibulaire par un monitoring peropératoire [13,14].

*L'abord rétro-labyrinthique* [15]. Certains chirurgiens préfèrent la voie rétro-labyrinthique transmastoïdienne pour aborder le nerf vestibulaire. Une mastoïdectomie postérieure élargie est réalisée avec mise à nu de la face antérieure du sinus latéral ainsi que de la dure-mère de la face postérieure du rocher. La dure-mère est incisée et les nerfs vestibulaires supérieur et inférieur sont sectionnés.

*L'abord suspétreux* [16, 17]. Le principe de la neurectomie suspétreuse est illustré sur la figure 19. La fosse cérébrale moyenne est abordée par une crâniotomie temporale limitée et la surface supérieure du rocher est libérée. La face supérieure du conduit auditif interne est recherchée soit en suivant par fraisage prudent le trajet intrapétreux du nerf facial, soit en identifiant par fraisage les contours bleuâtres du canal semi-circulaire supérieur au niveau de la proéminence arquée. Le conduit auditif interne est ouvert et les nerfs vestibulaires situés dans la partie postérieure du conduit auditif interne sont sectionnés après libération des anastomoses avec le nerf facial et le nerf auditif.

*Résultats*

La neurectomie vestibulaire sélective permet selon les statistiques une suppression définitive des vertiges entre 80 et 90% avec conservation de l'audition dans 50 à 90% des cas. L'avantage de l'abord rétro-sigmoïdien par rapport à la voie suspétreuse est la meilleure protection du nerf facial. Des complications graves d'ordre neurochirurgical sont toutefois rapportées même actuellement dans des cas isolés rappelant que cette intervention quelle que soit la technique chirurgicale utilisée reste un acte chirurgical intracrânien potentiellement dangereux qui doit être réservé à des vertiges particulièrement graves.

*Autres traitements chirurgicaux de la maladie de Ménière*

D'autres techniques chirurgicales, souvent plus éphémères, ont été essayées telle que la destruction labyrinthique par l'application locale d'ultrasons [18, 19], par cryothérapie de l'oreille interne [16] ou par osmothérapie en plaçant des cristaux de sodium sur la membrane de la fenêtre ronde [18]. Montandon et al. [9] ont rapporté que la simple mise en place d'un drain transtympanique, traitement déjà proposé en 1966 par Tumarkin [20], avait dans 80% des cas un effet bénéfique sur les vertiges de la maladie de Ménière.

*Concept actuel du traitement chirurgical de la maladie de Ménière* [7]

En cas de persistance de vertiges fréquents malgré tous les traitements conservateurs essayés, on propose la mise en place d'un aérateur tympanique. Si ce premier geste reste insuffisant, une sacculotomie ou éventuellement une cochléo-sacculotomie sont proposées dans le cas d'une atteinte auditive préexistante sévère. Chez les malades atteints d'une surdité profonde, le traitement de choix est d'emblée la labyrinthectomie. Si l'acuité auditive est au contraire relativement bonne, une neurectomie vestibulaire est proposée.

## Le traitement chirurgical des vertiges en dehors de la maladie de Ménière

La meilleure connaissance physiopathologique des troubles vestibulaires et des divers types de vertiges ont contribué à l'élaboration progressive de traitements chirurgicaux spécifiques, applicables à certains types de vertiges bien déterminés.

*Traitement chirurgical du vertige positionnel paroxystique par neurectomie du nerf du canal postérieur ou par occlusion du canal postérieur*

Le vertige positionnel paroxystique se manifeste par des crises vertigineuses brèves apparaissant lors de certaines positions. Cette affection vestibulaire périphérique particulièrement fréquente est attribuée à une sédimentation d'otolithes utriculaires sur la cupule du canal postérieur (fig. 20, 21), d'où le nom de cupulolithiase. Le vertige positionnel paroxystique guérit le plus souvent sponta-

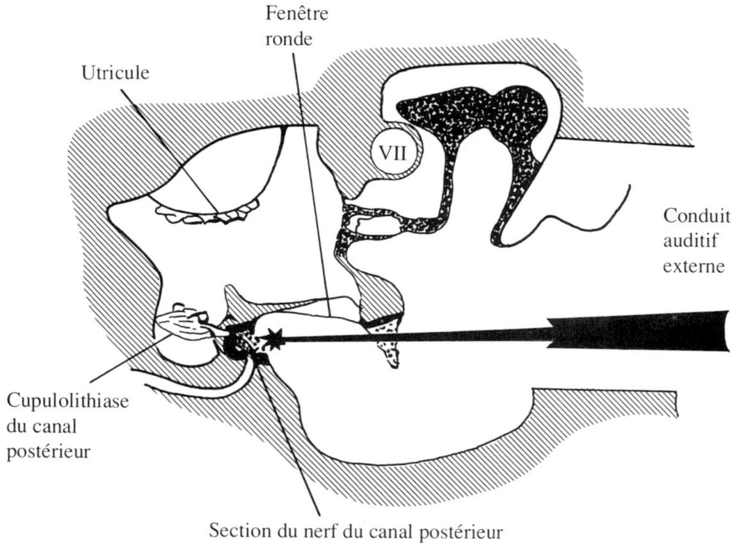


*Fig. 20.* Principe de la neurectomie du nerf du canal postérieur et concept physiopathologique de la cupulolithiase. Coupe frontale schématique à travers le conduit auditif externe, l'oreille moyenne et l'oreille interne. Le schéma montre l'abord du nerf du canal postérieur situé directement sous la fenêtre ronde à l'aide d'un microdrill. Le schéma illustre en plus la physiopathologie de la cupulolithiase. Il est supposé que la cupulolithiase est provoquée par des otolithes utriculaires sédimentées sur la cupule du canal postérieur.

nément en quelques semaines à quelques mois, ou il répond favorablement à des manœuvres physiothérapeutiques. Le concept de cupulolithiase a amené Gacek [21] à traiter avec succès des cas rares, mais désagréables, de vertiges positionnels persistants par une neurectomie du nerf du canal semi-circulaire postérieur (fig. 20). Plus récemment, Parnes et McLure [22] ont guéri des malades atteints de vertiges positionnels paroxystiques par une occlusion du canal postérieur, sans que celle-ci ait entraîné une suppression des autres fonctions labyrinthiques (fig. 21).

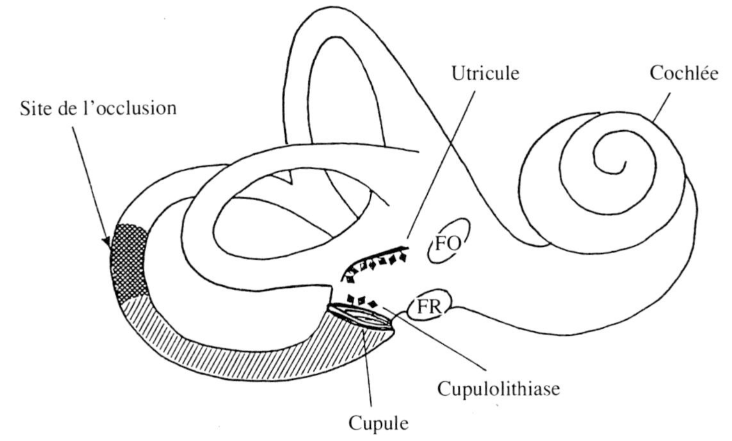


*Fig. 21.* Traitement chirurgical du vertige positionnel paroxystique par occlusion du canal semi-circulaire postérieur.

*Technique chirurgicale de la neurectomie du nerf du canal postérieur* [21]

L'intervention est pratiquée sous anesthésie locale par voie transméatale. Après élévation d'un lambeau tympano-méatal postérieur, on met en évidence la niche de la fenêtre ronde. Le bord inférieur de celle-ci est déterminé après fraisage du rebord osseux au-dessus de la fenêtre. Le nerf du canal postérieur se situe directement au-dessous de la fenêtre ronde à une profandeur de 1–5 mm (fig. 20). Le nerf est crocheté puis sectionné. L'orifice de fraisage est colmaté par de la graisse du lobule de l'oreille. Le lambeau tympano-méatal est remis en place. Il est à noter que le trajet du nerf du canal postérieur est assez variable et que l'opération est relativement délicate en raison de la proximité des structures de l'oreille interne.

*Technique chirurgicale de l'oblitération du canal semi-circulaire postérieur* [22]

L'intervention est pratiquée par voie rétro-auriculaire. Une mastoïdectomie partielle est réalisée jusqu'au niveau du bloc labyrinthique postérieur. Le trajet du canal semi-circulaire postérieur est mis en évidence par fraisage prudent. Le canal est ouvert sur 2 mm et les deux ouvertures sont soigneusement colmatées par de la cire à os (fig. 21).

*Résultats*

Les statistiques réalisées par les chirurgiens pratiquant la neurectomie du nerf du canal postérieur indiquent une suppression des vertiges paroxystiques dans plus de 90% des cas [21, 23]. Le seul risque de l'intervention est la possibilité d'une baisse auditive postopératoire survenant dans de rares cas. De très bons résultats sont également rapportés avec l'occlusion du canal postérieur. Malgré l'ouverture chirurgicale de l'oreille interne, l'audition peut être conservée, indiquant l'intérêt de cette nouvelle intervention dans le traitement chirurgical du vertige positionnel paroxystique.

*Traitement chirurgical de vertiges occasionnés par des fistules de l'oreille interne*

Il est connu depuis longtemps que des fistules labyrinthiques d'origine traumatique se manifestent par des symptômes vertigineux et des pertes auditives progressives ou fluctuantes. De nombreuses observations rapportent la guérison de ce type de vertiges après colmatage de la fistule par de l'aponévrose ou du tissu adipeux [24]. La récupération auditive est plus aléatoire. Dans la série de Genève ces fistules étaient essentiellement situées au niveau de la fenêtre ovale avec ou sans subluxation de l'étrier. Le concept de la fistule au niveau de la fenêtre ronde est sujet à plus de controverses. Certains chirurgiens otologiques indiquent une fréquence élevée de cette pathologie, surtout chez les plongeurs [25].

Le cholestéatome est une autre cause pouvant provoquer une érosion de l'oreille interne se manifestant par des vertiges et des baisses auditives de perception. Ces «fistules cholestéatomateuses» se trouvent le plus souvent au niveau du canal semi-circulaire horizontal. Le colmatage soigneux de l'ouverture de l'oreille interne par de la cire à os suffit en général pour faire disparaître les vertiges et préserver l'audition.

*Traitement chirurgical de vertiges provoqués spécifiquement par des anomalies de l'oreille moyenne*

Des sensations vertigineuses survenant lors de l'exposition à certains bruits forts, appelés vertiges de Tullio [26] semblent être en rapport avec une activation anormale du réflexe stapédien. Nous avons réalisé avec succès dans de tels cas un affaiblissement du tendon du muscle de l'étrier par section partielle et par consolidation de l'étrier par de la graisse. Deux autres malades se sont plaints

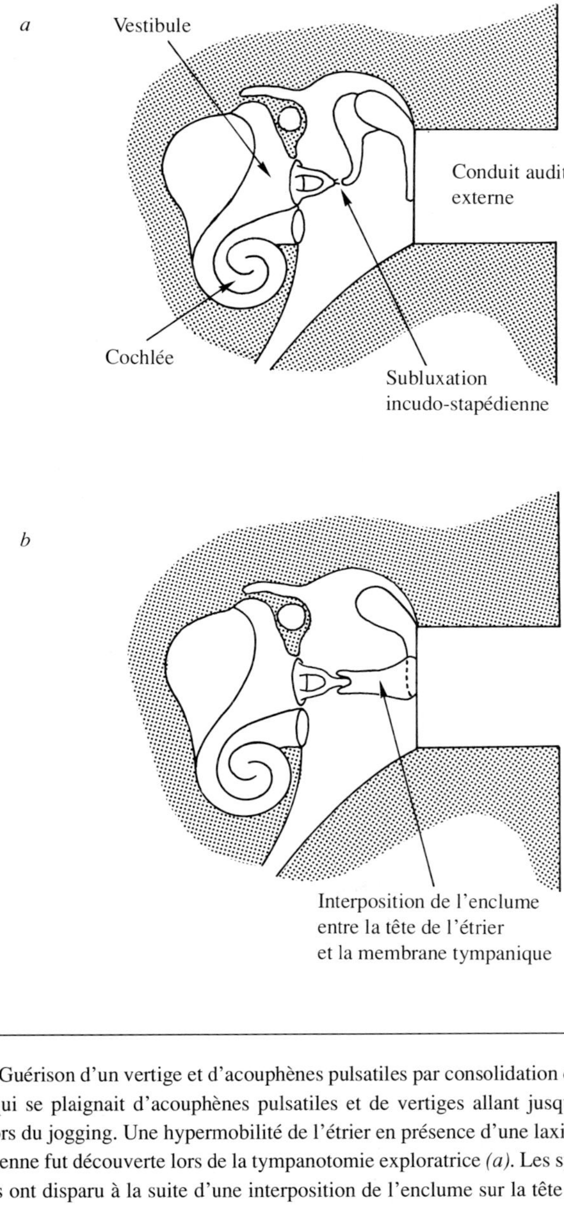


*Fig. 22.* Guérison d'un vertige et d'acouphènes pulsatiles par consolidation de l'étrier. Il s'agit d'un malade qui se plaignait d'acouphènes pulsatiles et de vertiges allant jusqu'au vomissement apparaissant lors du jogging. Une hypermobilité de l'étrier en présence d'une laxité de l'articulation incudo-stapédienne fut découverte lors de la tympanotomie exploratrice *(a)*. Les symptômes auditifs et vestibulaires ont disparu à la suite d'une interposition de l'enclume sur la tête de l'étrier *(b)*. Un autre malade se plaignant de vertiges lorsqu'il coupait du bois, a été guéri par le même procédé chirurgical.

d'acouphènes pulsatiles et de vertiges allant jusqu'au vomissement apparaissant spécifiquement lors du jogging ou en coupant du bois. Une mobilité inhabituelle de l'articulation incudo-stapédienne a été constatée dans ces cas (fig. 22). Le remodelage de l'enclume, solidement repositionnée et interposée entre la tête de l'étrier et la membrane tympanique, a permis de guérir les vertiges de ces deux malades. L'acuité auditive est restée normale. Ces exemples anecdotiques démontrent que des vertiges provoqués par des anomalies de la chaîne ossiculaire existent, et qu'il est aussi possible de les guérir par des interventions otologiques relativement mineures.

*Traitement chirurgical de vertiges provoqués par des boucles vasculaires au niveau de l'angle pontocérébelleux*

Le neurochirurgien Jannetta [27] a rapporté que la décompression vasculaire du VIIIe nerf crânien au niveau de la fosse postérieure avec libération de boucles vasculaires entourant le nerf vestibulaire et auditif a permis de guérir une série de vertiges positionnels particulièrement graves et même des vertiges évoluant en crises analogues à ceux de la maladie de Ménière. Son concept bien qu'intéressant et le traitement neurochirurgical lourd qui en découle restent contestés.

## Conclusion

La chirurgie a sans doute sa place dans le traitement des vertiges, mais les indications sont restreintes à des cas particulièrement graves et bien déterminés. Ces interventions otoneurologiques doivent de plus être réalisées dans un environnement médico-technique adéquat. Si toutes ces conditions sont remplies, on peut obtenir des résultats satisfaisants, voire spectaculaires. Il est cependant primordial que le malade ne soit pas exposé à un risque opératoire plus important que celui constitué par son affection vertigineuse.

## Bibliographie

1 Portmann G: Vertigo: Surgical treatment by opening the saccus endolymphaticus. Arch Otolaryngol 1927;6:309–319.
2 Fick IA, Van N: Ménière's disease: Aetiology and a new surgical approach. J Laryngol Otol 1966;80:288–306.

3 Pulec JL: The surgical treatment of vertigo. Laryngoscope 1969;79:1783–1822.

4 Schuknecht HF: Cochleosacculotomy for Ménière's disease: Theory, technique and results. Laryngoscope 1982;92: 853–858.

5 Martin H, Martin C, Hazzi M: La platino-décompressive: ses résultats, son mécanisme d'action. Rev Laryngol Otol Rhinol (Bord) 1984;105:475–478.

6 McKee GM, Kerr AG, Toner JG, Smyth GDL: Surgical control of vertigo in Menière's disease. Clin Otolaryngol 1991;16:216–227.

7 Häusler R, Guillemin Ph, Montandon P: Traitement chirurgical de la maladie de Ménière par sacculotomie, cochléo-sacculotomie et aérateurs transtympaniques. Rev Laryngol Otol Rhinol (Bord) 1991;112:149–152.

8 Thomsen J, Bretlau P, Tos M, Johnsen NJ: Placebo effect in surgery for Ménière's disease. Arch Otolaryngol 1981;107:271–277.

9 Montandon P, Guillemin Ph, Häusler R: Treatment of Menière's disease by means of minor surgical procedures; Menière's Disease. Amsterdam, Kugler & Ghedini Publications, pp 503–508.

10 Schuknecht HF: Destructive labyrinthine surgery. Arch Otolaryngol 1973;97:150–151.

11 Vibert D, Häusler R: La labyrinthectomie vestibulaire transméatale: indications, technique chirurgicale et résultats. Méd Hyg 1991;49:2874–2878.

12 Bremond G, Magnan J, Milliet JR: La neurectomie vestibulaire par voie postérieure rétrosigmoïde. Ann Otolaryngol Chir Cervicofac 1984;101:103–107.

13 Häusler R, Kasper A: Triple monitoring électrophysiologique de la neurectomie vestibulaire rétrosigmoïdienne. Ann Otolaryngol Chir Cervifac, sous presse.

14 Häusler R, Kasper A, Demierre B: Intraoperative electrically evoked vestibular potentials in humans. Acta Otolaryngol (Stockh): 1992;112:180–185.

15 Silverstein H, Norrell H, Smouha E, Jones R: An evoluation of approach in vestibular neurectomy. Otolaryngol Head Neck Surg 1990;115:374–381.

16 House WF: Exposure of the internal auditory canal and its contents through the middle cranial fossa. Laryngoscope 1961;71:1363–1385.

17 Fisch U: Excision of Scarpa's ganglion. Arch Otolaryngol 1973;97:147–149.

18 Arslan M: Choice of surgical procedure in Ménière's disease. Proposal for a new osmotic induction method. J Laryngol Otol 1970;84:131–147.

19 Angell JJ: Ménière's disease: Treatment with ultrasound. J Laryngol Otol 1969;83:771–785.

20 Tumarkin A: Thoughts on the treatment of labyrinthopathy. J Laryngol Otol 1966;80:1041–1053.

21 Gacek RR: Transection of the posterior ampullary nerve for the relief of benign paroxysmal positional vertigo. Ann Otol Rhinol Laryngol 1974;83:596–605.

22 Parnes LS, McClure JA: Posterior semicircular canal occlusion for intractable benign paroxysmal positional vertigo. Ann Otol Rhinol Laryngol 1990;99:330–334.

23 Häusler R, Pampurik J: Die chirurgische und die physiotherapeutische Behandlung des paroxysmalen Lagerungsschwindels. Laryngol Rhinol Otol Grenzgeb 1989;68:349–354.

24 Legent F, Beauvillair C, Viale M et al: Fistules périlymphatiques. Ann Otolaryngol Chir Cervicofac 1988;105:465–475.

25 Goodhill V: Leaking labyrinth lesions. Ann Otol Rhinol Laryngol 1981;90:99–106.

26 Tullio P: Das Ohr und die Entstehung von Sprache und Schrift. Berlin, Urban & Schwarzenberg 1929.

27 Jannetta PJ, Moller MB, Moller AR, Sekhar LN: Neurosurgical treatment of vertigo by microvascular decompression of the eighth cranial nerve. Clin Neurosurg 1986;33:645–665.

11

# La rééducation des troubles de l'équilibre

*G. Gremion*

La rééducation des patients présentant des troubles vestibulaires n'est pas un domaine nouveau. En 1940, Cooksey proposait déjà une gymnastique de mouvements de la tête à visée antivertigineuse. Les premiers travaux traitant de la rééducation de la fonction de l'équilibre datent de 1970.

Les protocoles qui vont être décrits sont simples; leur but est de rendre tout malade asymptomatique. Ils commencent par un bilan préthérapeutique [1–3].

## Les bilans

Ils sont fondamentaux. Leur but est de cerner au mieux les troubles de l'équilibre et le retentissement psycho-affectif ressenti par le patient. Ils comprennent:

- un interrogatoire minutieux,
- un examen oculomoteur,
- une appréciation de la compensation vestibulaire.

La transcription des résultats se fait sur une fiche qui s'ajoute aux investigations effectuées par le spécialiste (ENG, épreuves caloriques, etc...).

*L'interrogatoire*

Il prend la forme d'un entretien. Il permet au patient d'exprimer ses troubles et son handicap (tab. 7).

*L'examen postural*

L'examen postural est particulièrement concentré sur des tests que l'on utilise aussi en neurologie [1]. Ce sont:

*L'épreuve «les bras tendus de Romberg».* Au cours de cet examen, il convient de noter la présence ou non de déviations ou d'oscillations. Le côté de la déviation est précisé. Il est possible de sensibiliser l'épreuve par des poussées déséquilibrantes ou en testant le patient sur une jambe.

*Tableaux 7.* Exemple d'un questionnaire type

Comment décrivez-vous votre vertige sans utiliser le mot vertige?
- Sensation de vide?
- Un mal de tête sévère?
- Des nausées, des vomissements?
- Des bourdonnements dans les oreilles?
- Une sensation de rotation des objets?
- Une sensation de rotation de vous-même autour des objets?

Le vertige est-il permanent?
Evolue-t-il par crise? Quelle est la durée de la crise? Sa fréquence?
Depuis quand avez-vous des crises?
Comment commencent-elles?
Connaissez-vous un moyen de l'éviter?
Y-a-t-il une position qui déclenche la crise?
Lors de la crise, pouvez-vous rester debout?
Est-elle accompagnée de vomissements?
Comment vous sentez-vous entre les crises?
Avez-vous de la difficulté à entendre?
Avez-vous des troubles de l'équilibre pendant la marche?
La sensation de perte de l'équilibre est-elle constante?
Quels sont les handicaps dus à vos pertes de l'équilibre?

*Le test de Fukuda (test d'Unterberger).* Le sujet effectue, debout les bras tendus, les pieds nus une manœuvre de piétinement sur place. Il reçoit comme consigne de marcher sur place en levant les genoux vers la poitrine. Il fait ainsi 45 pas. En cas d'atteinte labyrinthique, le patient va dévier d'un côté et tourner sur lui-même au-delà des 30° physiologiques. L'angle de déviation et de rotation ainsi que la distance parcourue sont notés grâce à des repères faits sur le tapis (fig. 23).

*La marche en étoile ou marche aveugle.* Le sujet est debout, les yeux bandés, les bras tendus à l'horizontale. Il va effectuer 4 pas en avant, suivis de 4 pas en arrière plusieurs fois de suite. En cas de pathologie vestibulaire, le sujet va dévier du côté de l'oreille hypovalente. On note l'angle de déviation en fin d'épreuve.

*Examen de la fonction locomotrice.* Ce test consiste à examiner la marche selon les modalités suivantes: marche le long d'une ligne tracée sur le sol; marche sur les talons et sur la pointe des pieds; marche avec changement brusque de direction. Ces tests peuvent être enregistrés avec un caméscope, ce qui permet de mieux analyser les pertes d'équilibre, les embardées ou les déviations.

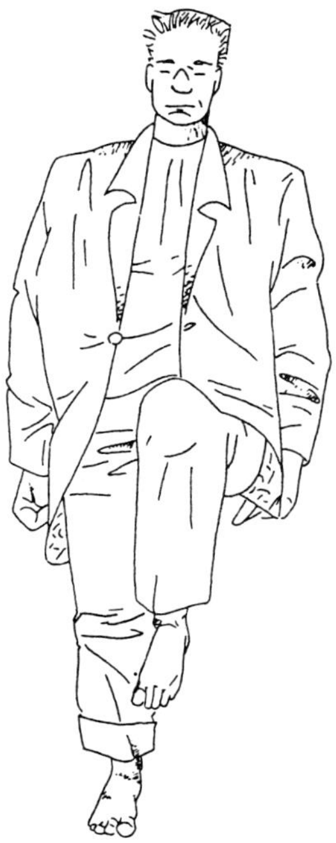

*Fig. 23.* Test de Fukuda. Le patient effectue une manœuvre de piétinement sur place. Il fait ainsi 45 pas en levant les genoux. L'angle de déviation et la distance parcourue sont notés.

*L'examen oculomoteur*

Cet examen a pour but de mesurer l'importance de l'atteinte du système oculomoteur. Il permet de vérifier l'intégrité du réflexe oculomoteur et d'apprécier l'état de la fixation oculaire, de la poursuite lente et des mouvements de convergence [1].

Dans un premier temps, il s'agit d'examiner les mouvements volontaires des yeux. On demande au sujet de tourner les yeux à droite, à gauche, vers le haut, vers le bas, plusieurs fois de suite, ce qui permet d'apprécier la symétrie ou l'asymétrie du mouvement oculaire à la recherche d'un nystagmus. On demande au patient d'effectuer les mêmes manœuvres, les yeux fermés. En effet, le nystagmus est plus ample dans l'obscurité. Toute sensation vertigineuse engendrée par cet examen est notée.

Le nystagmus peut être supprimé par la fixation du regard sur un plan fixe. Le port de lunettes de Frenzel diminue fortement la possibilité de fixation en perturbant la vision fovéale.

*Examen de la fixation oculaire.* Le patient est invité à fixer une cible, la pointe d'un crayon, par exemple, placée à 50 cm devant ses yeux. On apprécie ainsi la stabilité du regard (fig. 24).

*Examen de la poursuite lente.* Il s'agit de déplacer le crayon horizontalement et lentement devant les yeux du patient, la tête de ce dernier restant immobile. Normalement, les globes oculaires suivent harmonieusement sans saccade.

*Examen de la convergence.* La position de départ est identique à celle de la poursuite lente. La cible est rapprochée du nez. On observe ainsi le comportement des globes oculaires.

*Mode d'emploi du DIE.* On place la planche des «E» à une distance telle que le patient puisse lire la dernière ligne. En se plaçant derrière le patient, on lui saisit la nuque à deux mains. On effectue des mouvements de flexion et d'extension à la fréquence de 5 Hz. Puis on demande au patient de lire la planche depuis la ligne 5, puis 4, puis 3, ainsi de suite. On note le résultat obtenu. Ce test permet de quantifier l'oscilloscopie.

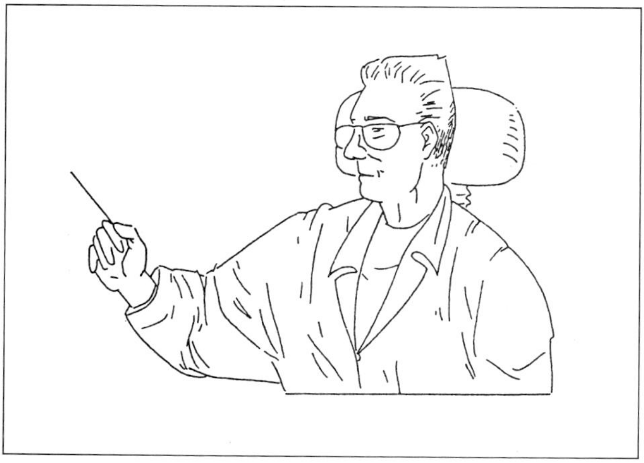

*Fig. 24.* Exercice de fixation oculaire. Le patient fixe la pointe d'un crayon placée à 50 cm. Ce test permet d'apprécier la stabilité du regard.

*Le «head shaking test».* Ce test permet de mettre en évidence la prépondérance unidirectionnelle du nystagmus. Le sujet porte les lunettes de Frenzel. On lui demande de fermer les yeux. On secoue sa tête à une fréquence de 5 Hz pendant 10 s. On lui demande d'ouvrir les yeux. S'il y a asymétrie vestibulaire, on verra apparaître un nystagmus qui battra du côté de l'oreille saine (fig. 25).

*Appréciation de la compensation vestibulaire*

La compensation vestibulaire se développe spontanément chez la plupart des patients à condition qu'ils ne s'enferment pas dans un immobilisme moteur total [1, 3]. Cette épreuve est pratiquée sur un fauteuil rotatoire que l'on fait tourner à la vitesse approximative de 600 °/s, soit 5 tours en 3 s. On fait tourner le sujet dans un sens puis dans l'autre sens avec un arrêt brusque, le patient ayant les yeux fermés. A la fin de la série de 5 tours, on demande au patient d'ouvrir les yeux, de fixer une cible visuelle et de dire «stop» au moment où la scène visuelle sera redevenue immobile. L'effet «postrotatoire» soumet le sujet à un nystagmus vestibulaire qui ne doit pas excéder 8 s. Le «stop» témoigne de l'arrêt du nystagmus. Le test est effectué en rotation horaire et anti-horaire.

Le test d'extinction ou vection circulaire peut aussi être effectué. Ce test se pratique de la même manière. Cependant, à la fin de la rotation, on demande au patient de conserver les yeux fermés et de dire «stop» au moment où il n'a plus l'impression que le fauteuil tourne dans le sens inverse. Cette épreuve est la meilleure qui témoigne de la qualité de la compensation centrale.

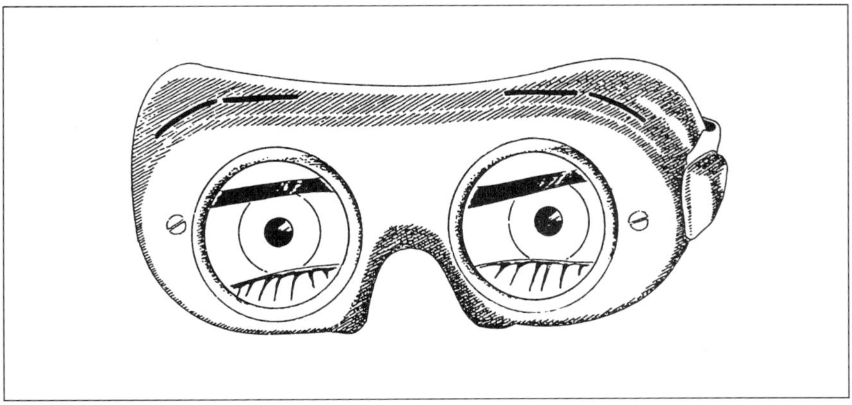

*Fig. 25.* La compensation vestibulaire. Après épreuve giratoire, l'appréciation du nystagmus est plus facile avec des lunettes de Frenzel.

## Le traitement

L'utilisation du bilan permet d'orienter le traitement dans la direction de la plainte majeure que présente le patient, vertiges ou troubles de l'équilibre [1].

Les objectifs de la rééducation sont les suivants: favoriser l'installation de la compensation vestibulaire; créer des suppléances par la sollicitation des afférences proprioceptives visuelles, sensitives et articulaires efficaces pour la fonction de l'équilibre; enseigner au patient un comportement qui lui permettra de stopper lui-même le phénomène rotatoire lors de la survenue de vertiges, en particulier, lors du vertige paroxystique bénin [4].

Ce traitement comprend: les exercices de relaxation; les exercices rotatoires; les exercices oculomoteurs; les exercices posturaux statiques et dynamiques; l'auto-rééducation et les exercices de mobilisation spécifiques lors de vertiges paroxystiques bénins.

*Les techniques de relaxation*

Les exercices de relaxation pour les patients souffrant de vertiges comprennent le training autogène, l'eutonie, ou la méthode que le thérapeute maîtrise le mieux. Il s'agit aussi d'expliquer au malade ce dont il souffre, les objectifs du traitement et le pourquoi des exercices.

En effet, certains exercices sont pénibles. Il convient donc de prévenir le malade de leur agressivité.

*Les exercices rotatoires*

Leur objectif est de favoriser l'installation de la compensation de manière à obtenir une réponse équilibrée des deux côtés [1].

Ces exercices sont indiqués dans les syndromes de destruction unilatérale (névrite vestibulaire, neurinome de l'acoustique en phase aiguë postopératoire, les atteintes irritatives aiguës de type maladie de Ménière). Il n'y a pas d'indication de ces exercices lors des aréflexies bilatérales.

Ces exercices se passent selon le protocole décrit pour l'appréciation de la compensation vestibulaire.

Le malade est assis dans le fauteuil que l'on fait tourner d'un côté, puis de l'autre jusqu'à l'apparition d'une fatigue que l'on objective par une augmentation du nombre de réponses nystagmiques.

Au début de ces exercices, le patient peut ressentir des impressions désagréables comme nausées et vertiges.

On effectue ces exercices selon le principe de la progressivité.

*Les exercices oculomoteurs*

L'amélioration de la motricité oculaire est liée à une amélioration de l'équilibre. L'œil est en effet une importante suppléance pour le handicapé vestibulaire. Ces exercices sont indiqués pour les patients dont les résultats aux épreuves de motricité oculaire sont insuffisants. Les troubles de la vue comme la myopie ou la presbytie ne sont en aucun cas une contre-indication.

Ces exercices visent à améliorer la fixation oculaire, la poursuite lente, la convergence et la motricité optocinétique.

*Exercices de fixation oculaire.* Ces exercices se font en vision binoculaire, puis monoculaire. Par exemple, le patient assis a pour mission de fixer une pointe de stylo que le physiothérapeute déplace devant lui dans différents plans de l'espace. On peut remplacer le stylo par différentes cibles de couleur collées sur le mur ou le sol. Le patient doit fixer ces cibles selon l'ordre dicté par le thérapeute.

*Exercices de poursuite lente.* Le thérapeute déplace la pointe du stylo lentement devant le patient et latéralement sans à-coup. Le patient suit le déplacement de cette cible sans la perdre des yeux. En cas de nystagmus, le traitement ne se fait que du côté de la phase rapide. Ce traitement peut être optimisé par un rampe optique qui possède un point lumineux dont la vitesse de déplacement est réglable.

*Exercices de convergence.* Le physiothérapeute rapproche des yeux du patient la pointe du stylo en insistant sur le côté le plus faible. Le malade doit fixer cette pointe.

*Exercices optocinétiques.* Ces exercices exigent un matériel de projection sur écran de différentes bandes horizontales et verticales se déplaçant à vitesse variable.

*Les exercices posturaux statiques et dynamiques*

Ces exercices visent à solliciter les différents systèmes proprioceptifs et extéroceptifs de manière à développer les suppléances à la défaillance de l'appareil vestibulaire [3]. Le cerveau s'adapte en intégrant de nouveaux schémas moteurs.

Peuvent bénéficier d'un tel traitement les malades présentant une destruction labyrinthique bilatérale ainsi que les malades présentant une démarche incertaine et une instabilité à la station debout.

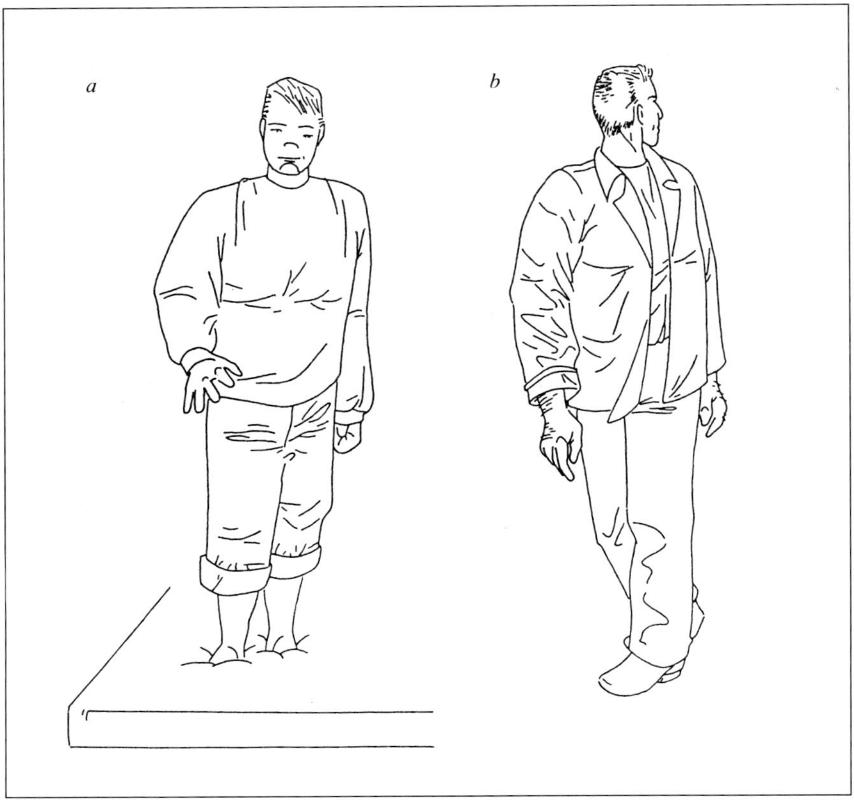


*Fig. 26.* Exercices posturaux. Exercices d'équilibre sur plan instable *(a)* ou lors de la marche complexe (regard dirigé vers l'arrière) *(b)*.

Il convient d'être prudent car occasionnellement, des chutes peuvent survenir. Cependant, il faut laisser au patient la possibilité de maîtriser seul sa perte d'équilibre. Les exercices se font en bi-, puis en monopodal selon le principe de la progressivité. Le patient doit être attentif aux sensations musculaires ainsi déclenchées.

Ces exercices (fig. 26) sont semblables à ceux utilisés pour la rééducation des chevilles instables: marche sur un tapis brosse pour solliciter les extérocepteurs de la plante du pied; exercices d'équilibre en provoquant des oscillations antéro-postérieures et latérales (Romberg yeux ouverts et fermés); exercices de balancement; exercices sur plan instable; exercices de marche sur une ligne;

exercices de marche dans l'obscurité et exercices de marche complexe ( tête en arrière, en faisant varier la fixation du regard par des mouvements de tête, marche circulaire ou sinusoïdale, marche avec changements brusques de direction ou enjambement d'obstacles).

*L'auto-rééducation*

Le patient doit participer activement à sa rééducation. Il doit poursuivre le traitement chez lui par des exercices qui renforceront l'acquis. Exemples d'exercices à faire à domicile: mobiliser les globes oculaires, , sans bouger la tête de gauche à droite et de bas en haut, paupières ouvertes puis fermées; fixer un objet fixe et tourner la tête sans quitter des yeux cet objet; saisir un objet par terre (ballon ..) en se penchant, le déplacer devant soi en faisant par exemple de grands cercles sans le quitter des yeux, les bras tendus et marcher en effectuant des cercles, des changements de direction, des zigzags, marcher à reculons et latéralement. Il convient de marcher le plus possible dans les grands espaces (forêts, campagne etc...), de marcher en ville, dans la foule. Il faut éviter de rester chez soi sans bouger.

*Traitement du vertige paroxystique bénin*

Le VPPB est provoqué probablement par des dépôts de débris d'otoconies sur la cupule des canaux semi-circulaires. Le traitement de ce vertige consiste à pratiquer une manœuvre de déplacement de ces dépôts pour entraîner la guérison des sensations vertigineuses. La manœuvre décrite par Semont consiste à coucher le patient latéralement du côté qui déclenche le vertige, puis, après que celui-ci a cessé, à le coucher latéralement du côté opposé (chap. 4). Répétée 2 à 3 fois, elle entraîne la guérison du malade [4].

## Conclusion

La rééducation des vertiges repose sur les bases de la compensation centrale et le développement des suppléances. La physiothérapie est un atout essentiel. Malheureusement, toutes les pathologies vertigineuses ne répondent pas à ce traitement; les meilleurs résultats sont obtenus lors de pathologies périphériques.

Le rythme des séances est de l'ordre de trois traitements par semaine. Quel que soit le protocole utilisé, la coopération du patient est essentielle.

## Bibliographie


1 Bassère F, Guerrier Y, Dejean Y, Dony PE: La rééducation des vertiges. J Fr ORL 1981;39/6.

2 Dumont Y, Carne P: La rééducation vestibulaire; dans: Actualités en rééducation fonctionnelle et réadapttation. Paris, Masson, 1990, No 15, pp 343–346.

3 Gil R, Kremer-Mérère C, Morizio P, Gouarné R: Rééducation des troubles de l'équilibre. Paris, Frison-Roche, 1991.

4 Toupet M, Cadognola S: Vertige paroxystique positionnel. Optimisation de la physiothérapie. Rev Otoneurol Ophtalmol 1988;1:25–33.

# Index